JN028655

心がほぐれる
1分習慣

会社に行くのがツラいときの45のヒント集

精神科医
西上貴志
Nishiue Takashi

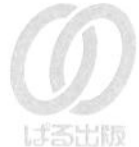

はじめに

「今日もいい1日だったな」。

1日の終わりにそう思いながら、布団に入り、眠りにつく。

この本を今、手に取っていただいているあなたにとって、それは当たり前の日常でしょうか？

それとも、「いつかそんなふうになれたらいいな」と思うような、現状とはだいぶかけはなれた理想的な日常でしょうか？

はじめに

はじめまして、私は西上貴志（にしうえたかし）と言います。この度は、本書を手に取っていただきありがとうございます。私は、精神科医として診療とクリニックの運営を行いながら、産業医として企業におけるメンタルヘルスを中心とした健康管理を行っています。

私は、精神科医・産業医として、これまでに2万人以上の「心の不調」を抱える人々にお会いしてきました。今回この本でお伝えしたいことは、たくさんの臨床や相談経験の中で実際に効果のあった、誰でもすぐに取り組むことのできる、より良い日々が過ごせるようになる行動習慣についてです。この行動習慣を取り入れることで、冒頭のような小さな幸せを感じながら毎日を過ごすことが、誰でも可能になります。

人の心の悩みとは本当にさまざまです。これまでも診療や企業面談の中でたくさんのご相談を受けてきましたが、今でも初めて聞くような悩みに遭遇することも少なくありません。私自身もその悩みをお聞きしながら、一緒に考えさせていただき、少しでも心が楽になるようにお手伝いをしています。

多種多様な心の悩みではありますが、私のアドバイスに従ってほんの少しの行動を変えることで、生活のバランスや体調を整え、心の悩みも解消させることができている方がたくさんいます。

ここで皆さんに質問をしてみたいと思います。体調を整え、心の悩みを改善するためには、考え方を変えるべきなのでしょうか？ それとも行動を変えるべきなのでしょうか？

私の考える答えは、どちらも正解です。もしかすると拍子抜けさせてしまったかもしれませんが、もう少し説明をお聞きください。

もちろん、物事の考え方を変えることで、体調を整えたり、悩みを改善させたりすることもできるでしょう。ですが、物事の考え方を変えることには大きなエネルギーが必要です。悩みを抱えている時や、心や体の調子が万全ではない時には、容易ではありません。

考え方を変えることよりも行動を変えることの方が、圧倒的に取り組みやすいのです。

ここで、少し話題を変えて、私が精神科医を志した理由について簡単にお話をしたいと思います。

私は小さい頃より自信が全く持てず、「どうしてうまくいかないのだろうか」と考えてばかりいながら日々を過ごしていました。今振り返ると、当時の私は減点思考であり、何かにつけて自分より優れているように見える人と自分を比較し、自己嫌悪に至っていたように思います。そのため、「今日もつらかった」「明日のことを考えるだけで気分が重たい」と悩みながら浅い眠りにつくような生活を送っていました。

もちろん、考え方を変えてみる努力も行いましたが、なかなか続かなかったように思います。そんなある時、寝る1時間前はTVやPCは全てシャットダウンし、10分間スケジュール帳に今日の出来事を振り返るために書き出し、残りの時間を明日の予定をしっかり考えることに充ててから布団に入るようにしました。

当然、その瞬間からすぐに何かが変わったわけでもありませんし、周りから見ても多分何も変わっていなかったと思います。

ですが、その行動習慣を続けることで、日々の生活が少しずつうまく回るようになり、徐々に日々の生活が楽しい、充実していると前向きに感じられるようになったのです。それだけではなく「こんな自己肯定感の低い自分もいていいかもしれない」と、以前より自分自身のことを肯定的に感じることができるようにもなっていきました。

私のケースでもわかるように、行動の変化自体はたとえ小さなものであっても、その変化が大きな思考の変化をもたらすのです。心のケアは難しく、時間がかかると一般的には言われます。ですが、実際はその回復・改善に向かうきっかけとしての「ほんの小さな変化」がとても重要であり、極論としてはそれだけでも十分なのです。

私は心の不調の回復過程を、いつも船に例えて説明をするようにしています。回復のきっかけとなる考え方・行動の変化は、舵(かじ)取りのようなものです。小さなハンドルを握って行う舵取りによって、大きな船が動くのです。舵取りによって、正しい方向を向けることさえできれば、大きな船が目的地に向かって進み出します。

心も適切な回復の道筋が見つかれば、回復方向に進んでいきます。もちろん、風が吹かなければ目的地にたどり着くためには時間がかかるかもしれません。ですが、正しい方向を向いていれば、必ず目的地には到着できるのです。

本書ではこの小さなきっかけを「1分習慣」という形で紹介しています。「1分習慣」は、特別な努力を要するものではありません。むしろ、特別な方法を期待していた人にとっては拍子抜けしてしまうような、当たり前のことばかりかもしれません。

あなたが今日から変わるために必要なことは、特別な方法を取り入れることではありません。誰でもできる簡単なことを毎日続けて取り組む、それだけでよいのです。

本書を通して、あなたが何か1つでも「1分習慣」を取り入れて、明日からより良い1日を過ごせるようになることを願います。

心がほぐれる1分習慣　会社に行くのがツラいときの45のヒント集　目次

1

朝起きて最速でシャキッと出社するための1分習慣

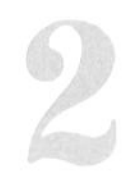

人間関係をコントロールして居心地の良い職場にするための1分習慣

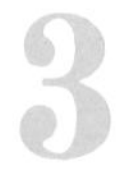

仕事で最高のパフォーマンスを発揮するための1分習慣

4 終業後にさっとチルアウトして良い睡眠を得るための1分習慣

5

休日にリフレッシュして充実した1日にするための1分習慣

●ブックデザイン
吉崎広明(ベルソグラフィック)
●イラスト
にしだきょうこ(ベルソグラフィック)
●企画協力
ネクストサービス株式会社(代表 松尾昭仁)
●編集 岩川実加

1

朝起きて最速でシャキっと出社するための1分習慣

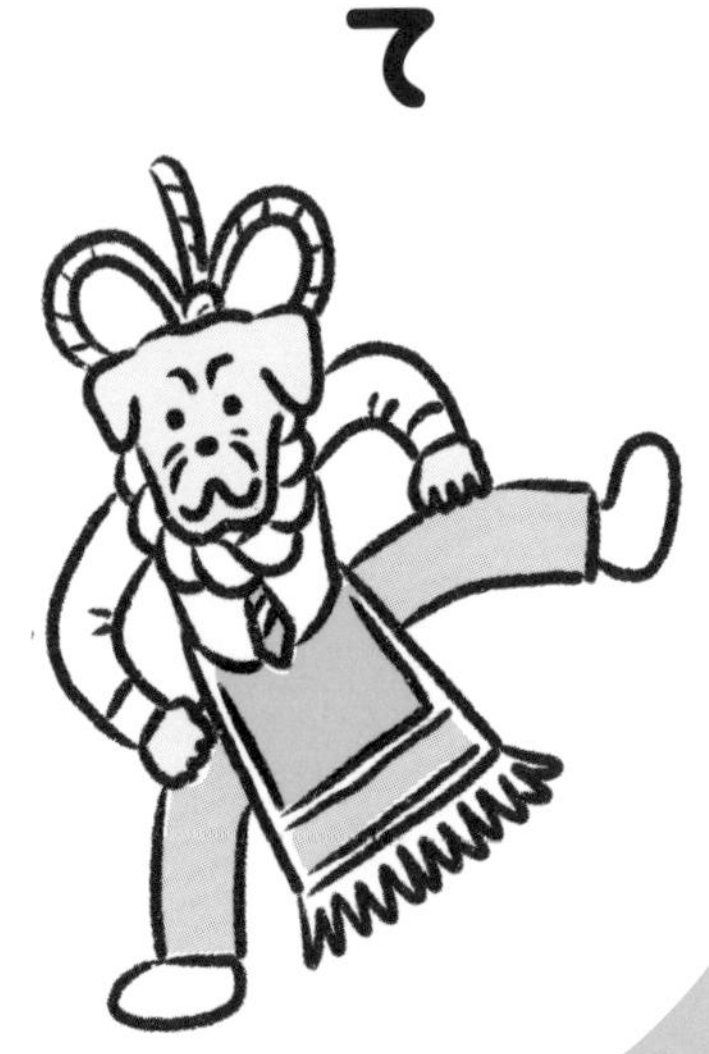

朝、目が覚めた瞬間から体をすぐに動かすことは難しいですよね。それは、今まで睡眠のために頭も体もリラックスモードにいたからです。

朝の準備をしながら体を動かすことで全身が刺激を受けて、さらに体が動くようになるのです。

ただし、朝からあれこれと考えて行動することは簡単ではありません。それは頭がまだリラックスモードから抜けきっていないからです。

朝は何も考えずに行動するのが一番です。ただし、闇雲に行動するのではなくて、心と体を覚醒モードに切り替えるための最適な行動をすることが重要です。

朝こそやるべきことをルーティン化して、心と体をリラックスモードから覚醒モードに切り替えてしまいましょう。

HINT 01

寝ても眠気が取れない時は、カーテンを開けて日の光を浴びる

うーんまだねむい…
ピカー
バッチリ目が覚めた

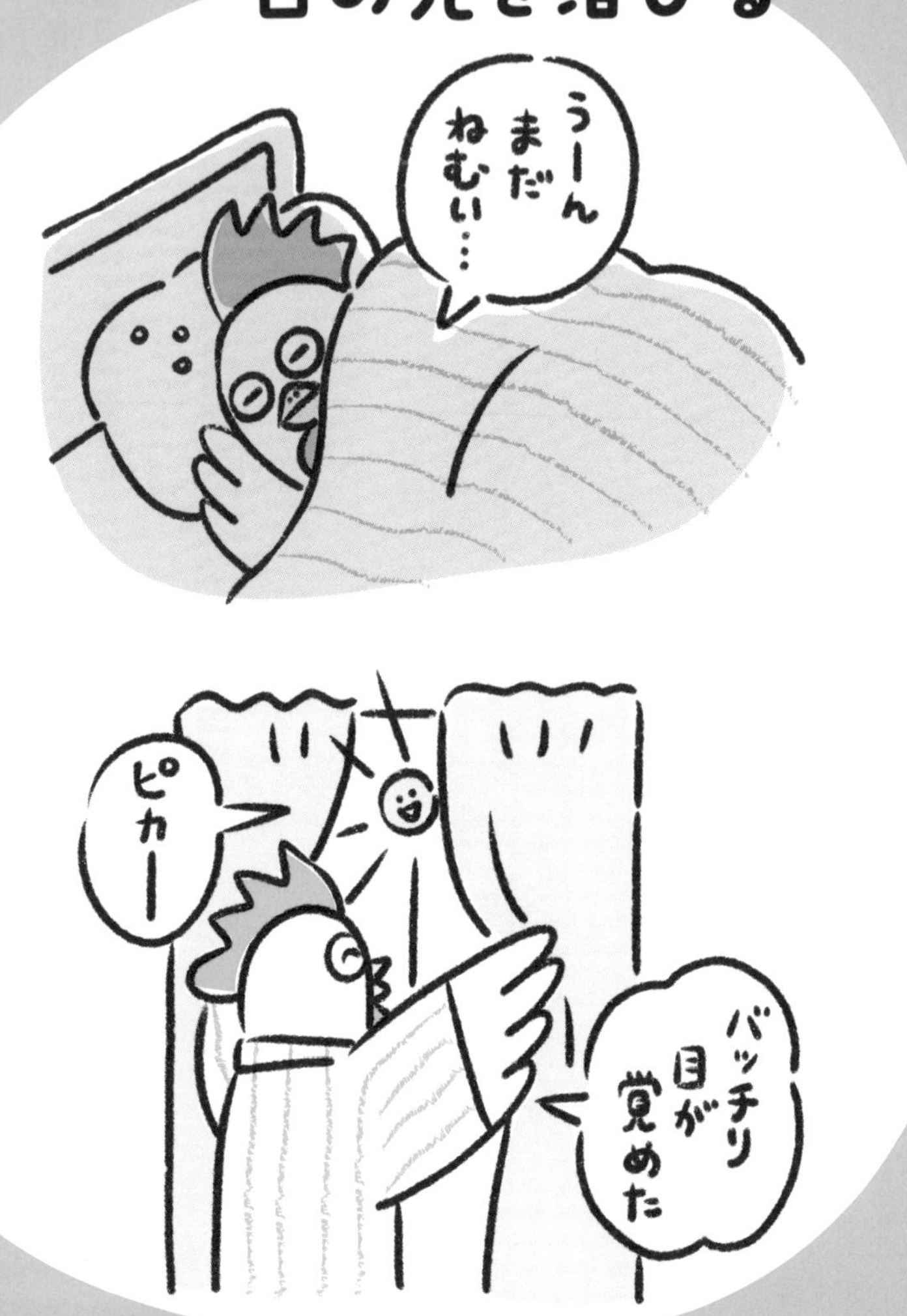

あなたは毎朝、目が覚めた時にすっきりとした状態で起きられていますか？
明日は大事な会議や打ち合わせがあるから、しっかりと体を休めるために早く寝よう。そう思って早く布団に入ったのにもかかわらず実際に朝を迎えると、スッキリ目覚められない、という経験はないでしょうか？

このような状態では当然朝の準備もなかなか捗りません。そればかりか、朝の第一歩がうまく踏み出せないことで、今日１日がぱっとしないままで終わってしまう可能性すらあり得ます。

明日から取り組める行動の第一歩として、明日の朝からは起きて最初にカーテンを開けて日の光を全身で浴びるようにしてみましょう。もし、朝起きた直後に眠気が残っていたとしても、これまでよりもスムーズな朝のスタートダッシュが切れるようになります。

さて、日の光を浴びるのは良いことだということは、皆さんも漠然と理解しているかもしれません。ですが、眠気の残った状態で日の光を浴びることは、苦手だと感じている方もいるでしょう。まずは、朝に日の光を浴びる効果について知ることで、少しでも苦手意識を取り除いてもらえたらと思います。

人間には1日のリズムを刻む「体内時計」というメカニズムが備わっていると聞いたことはありませんか?「体内時計」は別名として、概日リズム(サーカディアンリズム)とも呼ばれます。このメカニズムは、脳内の視床下部という場所に存在すると言われています。

体内時計があることで、睡眠だけでなく、血圧やホルモン分泌、自律神経のバランスなど、体にあるさまざまなリズムの調節ができているのです。

睡眠に関しては、メラトニンとセロトニンというホルモンがリズムの調節役をしています。メラトニンが眠りを誘うホルモンで、そのメラトニンの生成にはセロトニンという幸福感をもたらしてくれる、通称「幸せホルモン」が必要になります。

メラトニンは朝の日の光を浴びることで分泌量が抑えられ、セロトニンは逆に分泌量が増えます。逆に夜になると日中に産生されたセロトニンを活用してメラトニンが生成され、その分泌量は増えるようになります。

つまり、太陽の光を浴びないと、メラトニンの分泌抑制が進まないため、いつまでも眠気が取れないのです。朝のメラトニン分泌を抑えるため、また夜にしっかりとメラトニン分泌を行うためには、日の光を朝一番で浴びることが一番効果的というわけです。ここまでお読みいただければ、朝の日の光を浴びることへの苦手意識も少しは軽くなったのではないでしょうか？

ちなみに、メラトニンは睡眠効果だけでなく、抗酸化作用や老化防止にも効果があると言われています。美容に睡眠は欠かせないと言いますが、実は睡眠ホルモンであるメラトニン自体が美容にも関係が深いホルモンであるという点はとても興味深いですね。

HINT 02

漠然とした不調感がある時は鏡を見て、表情、血色、目のクマ、肌のハリを確認する

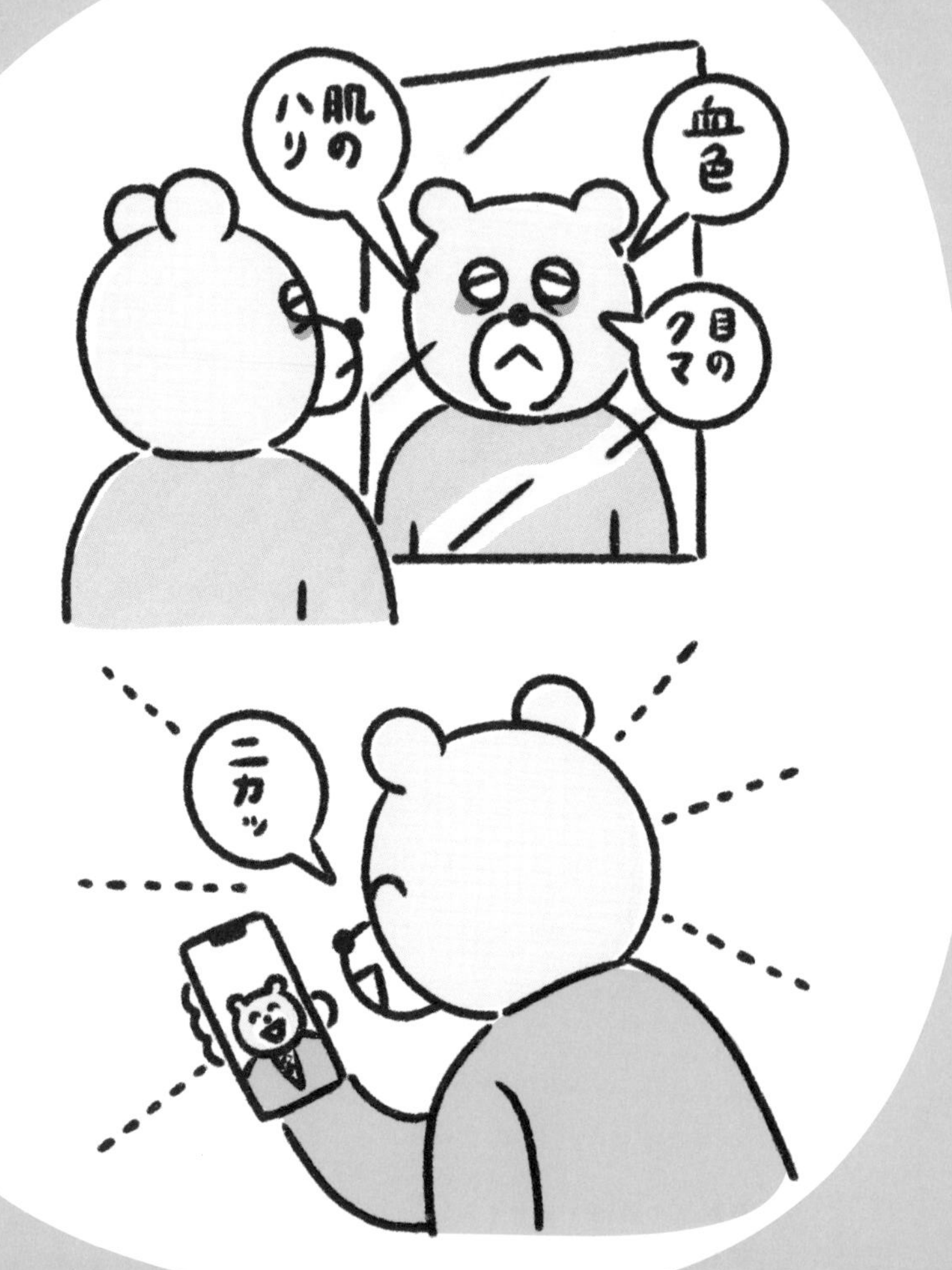

具体的にこういった不調があるとまでははっきりとは言えないけれど、なぜかいつもと調子が違う気がする、このような漠然とした不調感を感じることはないでしょうか？

何が不調かもうまく言えないような時、どのように対処してよいのか困ってしまいますよね。そのような時には、**洗面台の鏡の前に立って、顔の表情をじっくりと観察してみましょう。**その際は、血色や目のクマ、肌のハリといった細かな点にも注意をしてみましょう。

自分の顔を1分見つめるだけで、不思議なことに次第に気分が軽くなってくるのがわかるはずです。

それでは、鏡で自分の顔を見ることにいったいどのような効果があるのか、考えてみましょう。

自分の体調のことは自分が一番わかっている、そのように思う方は多いでしょう。ですが、実際のところ、心の不調は自分では気づけないケースが少なくありません。もしかすると、どこかおかしいと感じつつも、それを認めたくないという思いがそうさせるのかもしれません。

鏡に映った自分を見ることは客観視につながります。日頃見慣れた自分の顔を客観的に見る行為は、自分の体調確認のための機会になります。心の不調に早めに気づき、早めに対処することが、悪化の予防には最も有効です。

それだけではなく、実は、**見慣れた自分の顔を見るというアクション自体にもストレス軽減効果がある**ことが知られています。これを単純接触効果（ザイオンス効果）と言います。一般的には営業やマーケティングの分野で活用されており、例えば、頻回にコマーシャルを流すことで目に触れる機会を増やし、カスタマーの好感度を上げることができるとされています。

毎日見慣れている鏡越しの自分の表情は、単純接触効果が十分得られた、あなたにとっての格好の素材とも言えるのです。

必ずしも鏡を使う必要はありません。例えば、スマホの待ち受け画面にセルフ撮影した自分の画像を用いていれば、毎日頻回に自分の顔を見ることができます。それもストレスケアという意味で効果が期待できます。

あなたは鏡を見る時に、笑ってみたり、キリッとした表情を作ってみたり、意識をしないでしょうか？

表情を意図的に作ること自体にも、ストレス軽減効果があると言われています。それは例えば、作り笑顔であっても構わないのです。

鏡に映ったあなたの表情は、日々慣れ親しんで見続けているあなたにとっては、最高のセルフケアアイテムです。鏡で毎日見慣れた自分の顔を見て、にっこりと少し笑ってみるだけで、あなたの不安感がスーッと軽くなることでしょう。

HINT 03

もやもやした不安感がある時は、冷たい水で顔を洗う

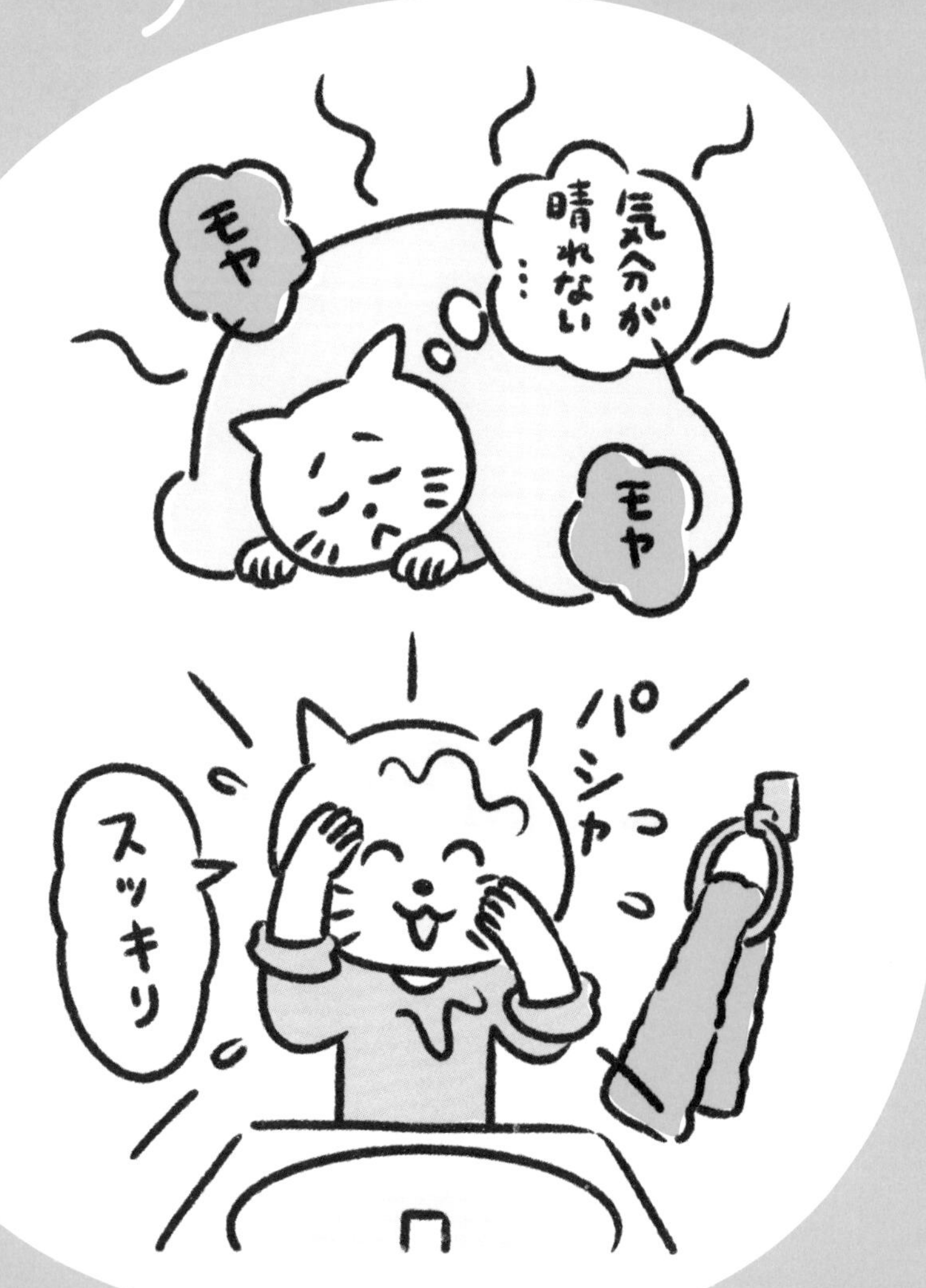

例えば、前日に仕事で大きなミスをしてしまった時、今日は早めに寝て気持ちを切り替えようと思ったことはありませんか？

それにもかかわらず、翌朝も気分が晴れないままで、胸がもやもやと締め付けられるような不安感が続くと、それだけでつらいですよね。まして、そのような気持ちで会社に行く準備をさくさくとこなしていくことは、難しいですよね。

そんな時には、**冷たい水で顔を洗ってスッキリしてみてはいかがでしょうか？**

胸にもやもやとうずまいていた不安な気持ちがスーッと鎮まります。

では、朝一番に冷たい水で顔を洗うことに、どのような効果があるのか考えてみましょう。

冷たい水で顔を洗うことは、交感神経優位の状態を副交感神経優位の状態に切り替えてくれます。そのことによって自律神経のバランスを適切に整えられるのです。

少し詳しく、そのメカニズムについて説明を進めていきましょう。

人には24時間365日、自動的に働き続ける自律神経というメカニズムが備わっています。自律神経があることによって、血圧や呼吸、消化といった全身のありとあらゆる活動は、あなたが意識しなくても自動的に制御されているのです。

さらに、自律神経には大別して交感神経と副交感神経という2種類の神経が存在します。**交感神経は働きを向上させるための神経系であり、副交感神経は働きを抑えるための神経系**です。

人の体は、この交感神経と副交感神経という2つの神経をうまく調節することで、最適な状態を保ちながら活動できています。例えるなら、車のアクセルとブレーキをうまく駆使して快適な運転ができている、というイメージを想像していただくとよいかもしれません。

睡眠における交感神経の状態について具体的に見ていきましょう。睡眠時は、リラックス状態のため副交感神経が優位になっています。しかし起床と同時にアクティブモードに切り替えるため、心と体が興奮しているときに働く交感神経が優位に働き出します。

交感神経が優位に働くこと自体は、日中の活動を行うためには欠かせません。ですが、副交感神経から交感神経への急激な切り替えには、ストレスを伴います。例えば、急にアクセルを踏み込んだり、ブレーキをかけたりすることを想像してください。

前日から心が不安な状態の翌朝は、自律神経のバランスも不安定になっています。そのため、起床に伴う交感神経の切り替えにも大きな負担感を伴います。早朝に顔を洗う行為は、副交感神経に一旦差し戻す、いわば差し水のような役割を果たしてくれます。

顔を洗うという行為は、体を清潔に整えるだけでなく、心のアクセルとブレーキのバランスを整えてくれるのです。

HINT 04

体がだるくて鉛のように重い時は、3回シコを踏んでみる

仕事行かなきゃ…
でもだるいな～
そんなときはシコ3回

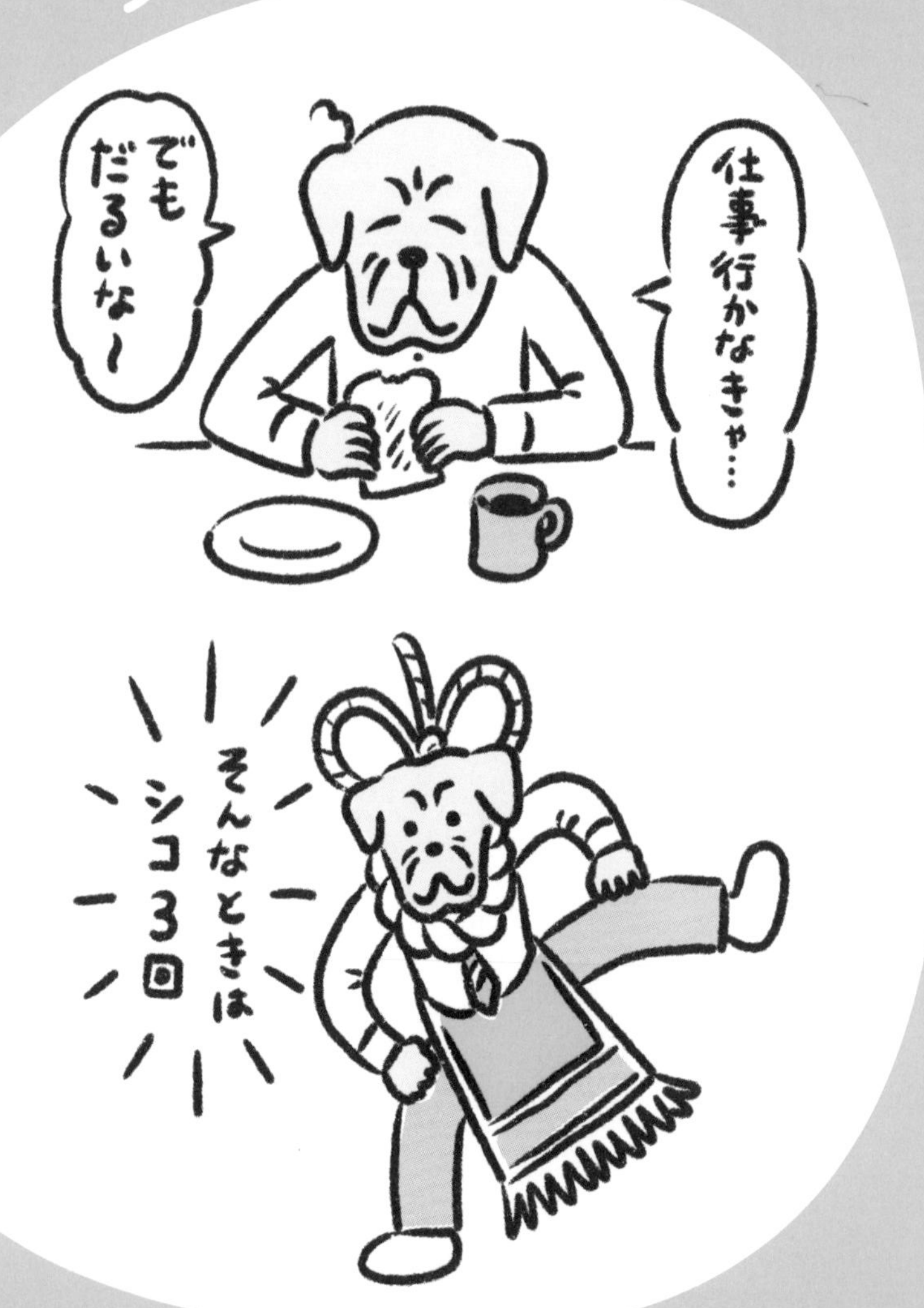

仕事には行きたいと思っているのに、なぜか体がずしりと重たくて、どうしても一歩が出ないということはありませんか？

気持ちは一歩踏み出したいのに、その思いとは反対に、全く体が動かずに余計に焦ってしまったり、そのことで気持ちが沈んでしまったりといったこともあるかもしれません。

そのような時には、**ゆっくりとシコを3回その場で踏んでみましょう。**

いかがでしょうか。体のだるさや重さが少し軽くなったのではないでしょうか？

それでは、なぜ3回シコを踏んでみることに効果があるのか、考えてみましょう。

シコを踏むような強度の高い運動は、自律神経の状態を一気に副交感神経優位から交感神経優位に切り替えてくれます。

さらに、シコを踏むことや、全力疾走のような強度の高い運動は、ドーパミンやエンドルフィンという興奮時に分泌されるホルモン産生を促してくれます。ドーパミンやエンドルフィンというホルモンが産生されることにより、やる気がみなぎり、活力の向上が期待できるのです。

それだけではなく、強度の高い運動を行っている際には、その運動に意識が向くため、ストレスとなっている原因（＝ストレッサー）との切り離しが得られます。このため、ストレスの対処法（＝コーピング）としても適切なアクションであると考えられます。

ただし、朝から激しい運動をすることに抵抗感を感じる方もいるかもしれません。

激しい運動は交感神経へのスイッチを迅速に促してくれます。ただし、強い疲労感を伴うほどの負荷を朝一番からかけることで、その時のコンディションによっては負荷を感じてしまう場合もあるかもしれません。

今回は交感神経へのスイッチ切り替えを一気に行うために、シコを踏むことを提案しましたが、強度がそこまで高くない運動であっても、ストレス解消に一定の効果が期待できるものがあります。例えば、一定のリズム運動を行うことは、セロトニンという幸せホルモンの分泌を促します。

リズム運動とは、具体的にはダンスやウォーキングのような規則的な運動を指します。リズム運動には、一般的にイメージするような運動だけでなく、食事の咀嚼や呼吸も含まれます。リズム運動によるセロトニン分泌効果は、5分程度の持続によって開始されると言われています。

時間が限られる時には、短時間で負荷の高めな運動を行ってみる。時間に余裕がある時には、負荷のあまり高くない運動を一定時間行ってみる。こういった使い分けを行ってみることで、より適切なスイッチ切り替えが可能です。まずはあなたにとって取り組みやすい運動から、試してみることをおすすめします。

HINT 05

悲しくて涙が出そうになる時は、1杯の水を飲む

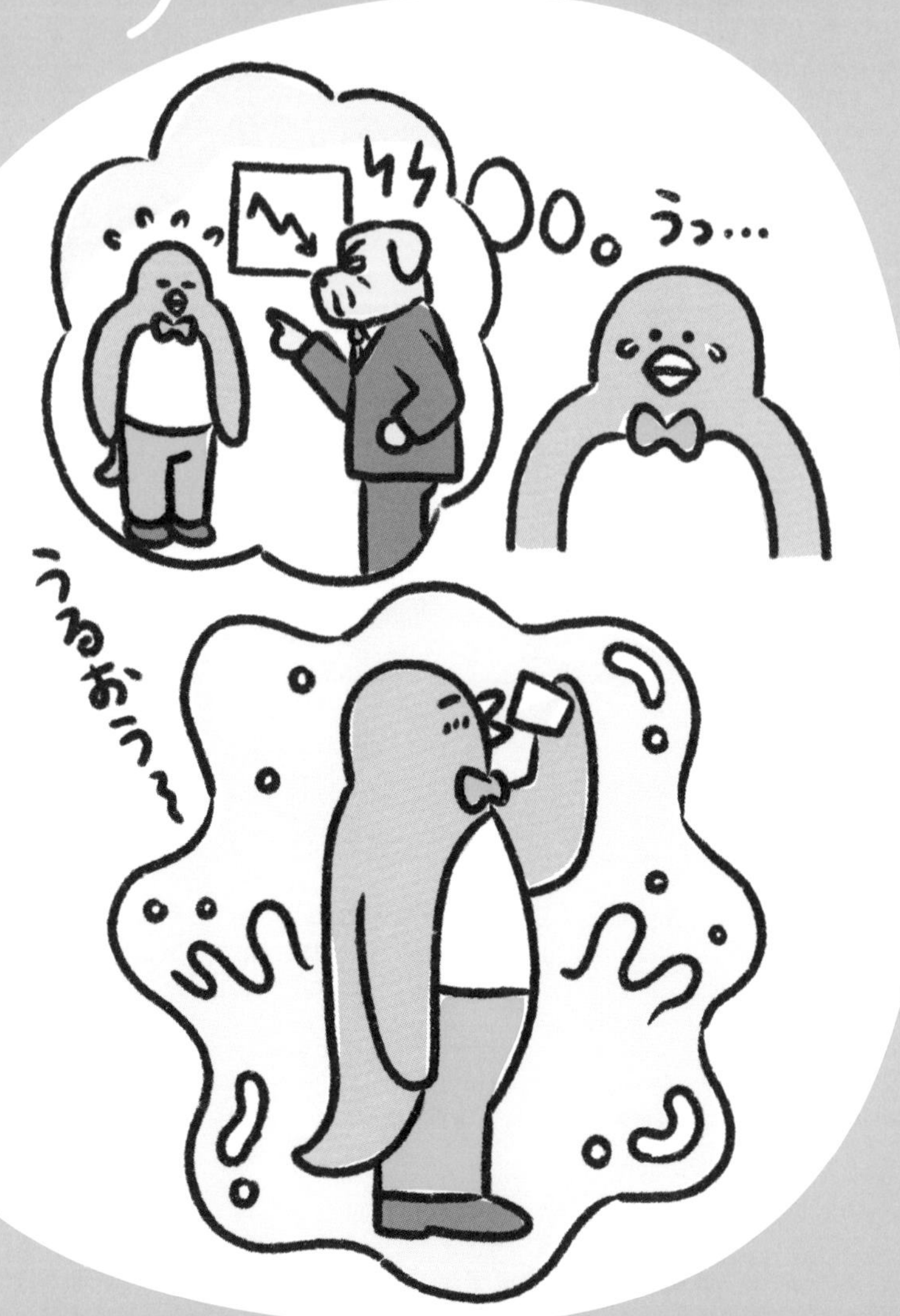

今月の営業成績が目標に到達しておらず、上司に叱責されることを想像した日の朝を想像してみてください。プライベートでほんのささいな行き違いからイライラしてしまい、パートナーと大喧嘩になってしまった翌日の朝でも構いません。

想像するだけで不安や悲しみが募り、涙が溢れそうにすらなるかもしれません。悲しみで心がいっぱいになっている状態で、朝の準備を行って会社に向かうことは、想像以上に大変だと思います。

そのような時には、コップ1杯の水をゆっくりと飲み干すことをおすすめします。

たった1杯の水ですが、その1杯の水を飲み干した後には随分と気持ちが楽になり、不思議と悲しい気持ちが落ち着くのです。

それでは、なぜ朝の1杯の飲水にそれほどの効果があるのか、考えてみましょう。

1杯の水を飲むと、睡眠時に休んでいた胃腸が動き出します。胃腸の動きによって副交感神経が優位となります。

睡眠から覚醒すると、副交感神経優位の状態から、交感神経優位の状態へと切り替えが進みます。平時であれば問題なく切り替えられても、心に負荷がかかっている時には、この切り替えだけでも感情が揺れ動きやすくなってしまいます。

その時に**1杯の水を飲むことで、一旦副交感神経を優位にすることができます。ワンクッションをおくことによりスムーズな自律神経のバランス調節が得られ、心を落ち着けることが可能となります。**

朝、1杯の水を飲む効果はそれだけにとどまりません。人は寝ている間に、皮膚や呼吸から大量の水分を放出しています。これを不感蒸泄（ふかんじょうせつ）と言います。不感蒸泄によって、人は睡眠中に500㎖程度の水分を体内から失っていると言われています。

つまり、**人は起床時にはみんな水分不足である**ということです。

脱水状態であるということは、血液がスムーズに流れない状態ということです。例えば、頭に血液が届かなければ、頭がぼーっとしますし、体の隅々に血液が届かなければ、力が入らない・だるいと感じます。

たった1杯の水を飲むことで血流の改善も促してくれるのです。

睡眠中の不感蒸泄によって、**朝は水分だけでなく、ナトリウムやカリウムといった電解質も失われている状態**になっています。起床時にめまいや頭痛などが生じて悩んでいる方もいるかもしれません。その原因は電解質不足かもしれません。

朝、たった1杯の水を飲み干すことによって、副交感神経を優位にしてくれるだけでなく、水分と電解質を補給し、脱水状態の改善を得ることで心の安定につながるのです。

HINT 06

吐き気や腹痛がした時は、8秒かけてゆっくり息を吐き深呼吸する

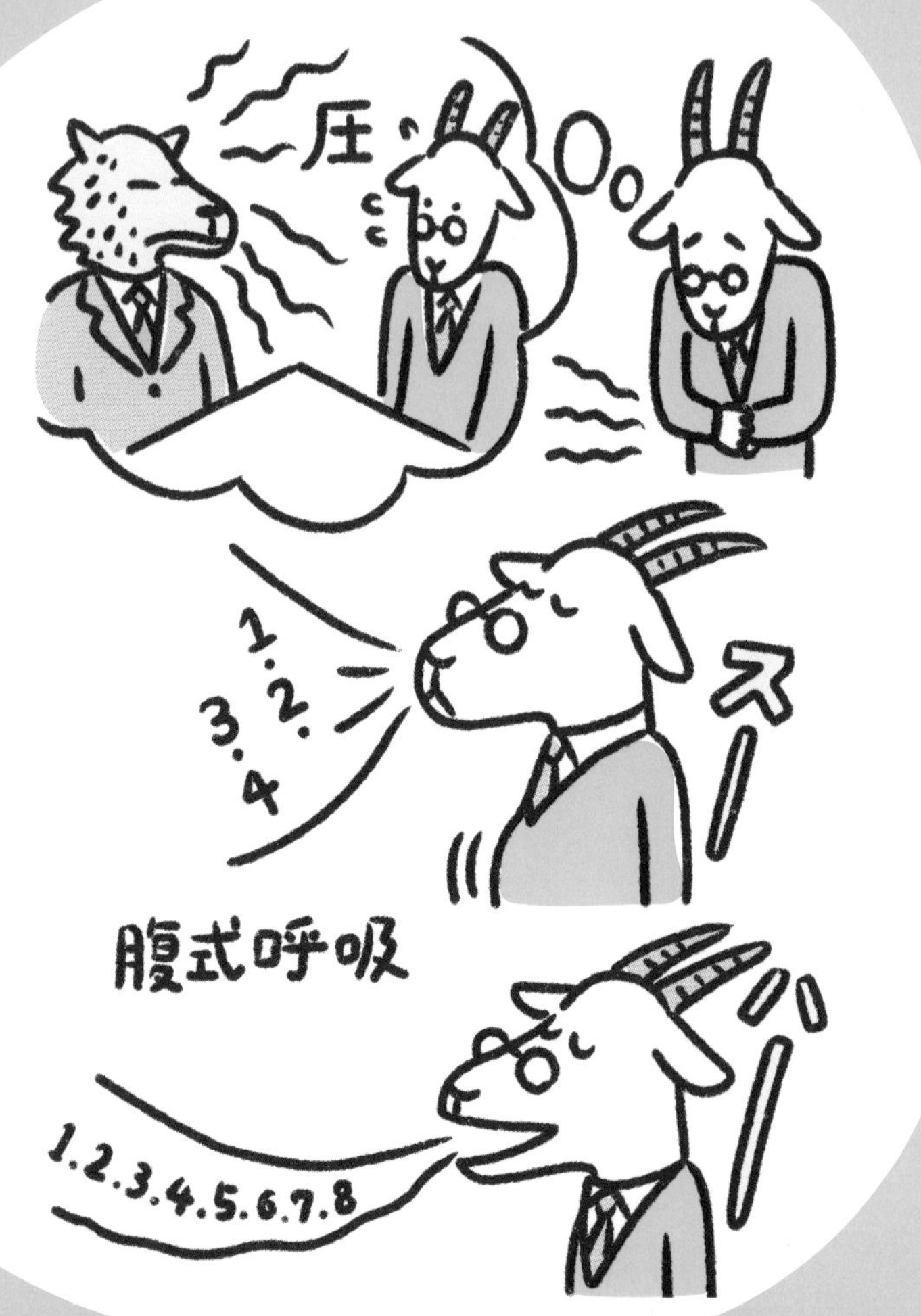

今日は苦手な仕事をしなければならない。もしくは、要求レベルの高いクライアントとの会議がある。そういう日の朝は、これからのイベントを想像して、吐き気や腹痛を催してしまうこともあるかもしれません。

吐き気や腹痛だけでなく、手汗や震え、頭痛などの全身のさまざまな症状を伴うことも、時にはあるかもしれません。

そんな時には、**8秒間かけて、ゆっくりと息を吐くような深呼吸をしてみましょう。**あなたが感じていた吐き気や腹痛は、少しずつ和らいでいくでしょう。

それでは、8秒かけてゆっくり息を吐き、深呼吸をすることの効果について考えてみましょう。

人は、緊張や不安などのストレス反応を呈している際、浅く速い呼吸になります。一方でリラックスした状態であれば、深くゆっくりとした呼吸になります。**呼吸と感情は密接**

な関係をしているということになります。

呼吸自体は普段は無意識で行うものではありますが、意識することで呼吸の仕方を変えることが可能です。つまり、呼吸の仕方を変えるだけで感情のコントロールを図ることが可能になるのです。

ストレスを溜めない呼吸法として代表的なものに、腹式呼吸が挙げられます。腹式呼吸のやり方は次の通りです。

1　鼻からゆっくりと4秒数えながら空気を吸い込む
2　4秒息を止める
3　口からゆっくりと8秒数えながら空気を吐き出す
4　①〜③を繰り返す

※その際に、お腹に空気を溜め込む、お腹から空気を吐き出す意識をする

もし、吸う時や吐く時の時間が長すぎて大変であれば、無理をする必要はありません。息を吸う時の時間よりも、吐く時の時間を長めに確保することが重要です。

息を吸う時には交感神経が優位になります。一方で息を吐く時には副交感神経が優位になります。息を吐く時間を長めにとることによって、副交感神経を優位に高めてリラックス効果を得ることが可能となるのです。

ちなみに、疲れている時やストレスを感じている時に、ため息が出ることがあると思います。ため息は溜まった息を吐き出すことで、無意識に緊張状態を緩和する方向につながっているのです。

これまであなたが無意識に行っていたストレス解消法を、今日から意識的に取り入れて、朝のコンディション作りに活用してみましょう。

HINT 07

仕事に行くのが憂鬱な時こそ、朝食にチーズインオムレツを食べる

牛舎アパートメント
ヨレ～
モー
繁忙期イヤ
よしっ
こんな時はチーズインオムレツ

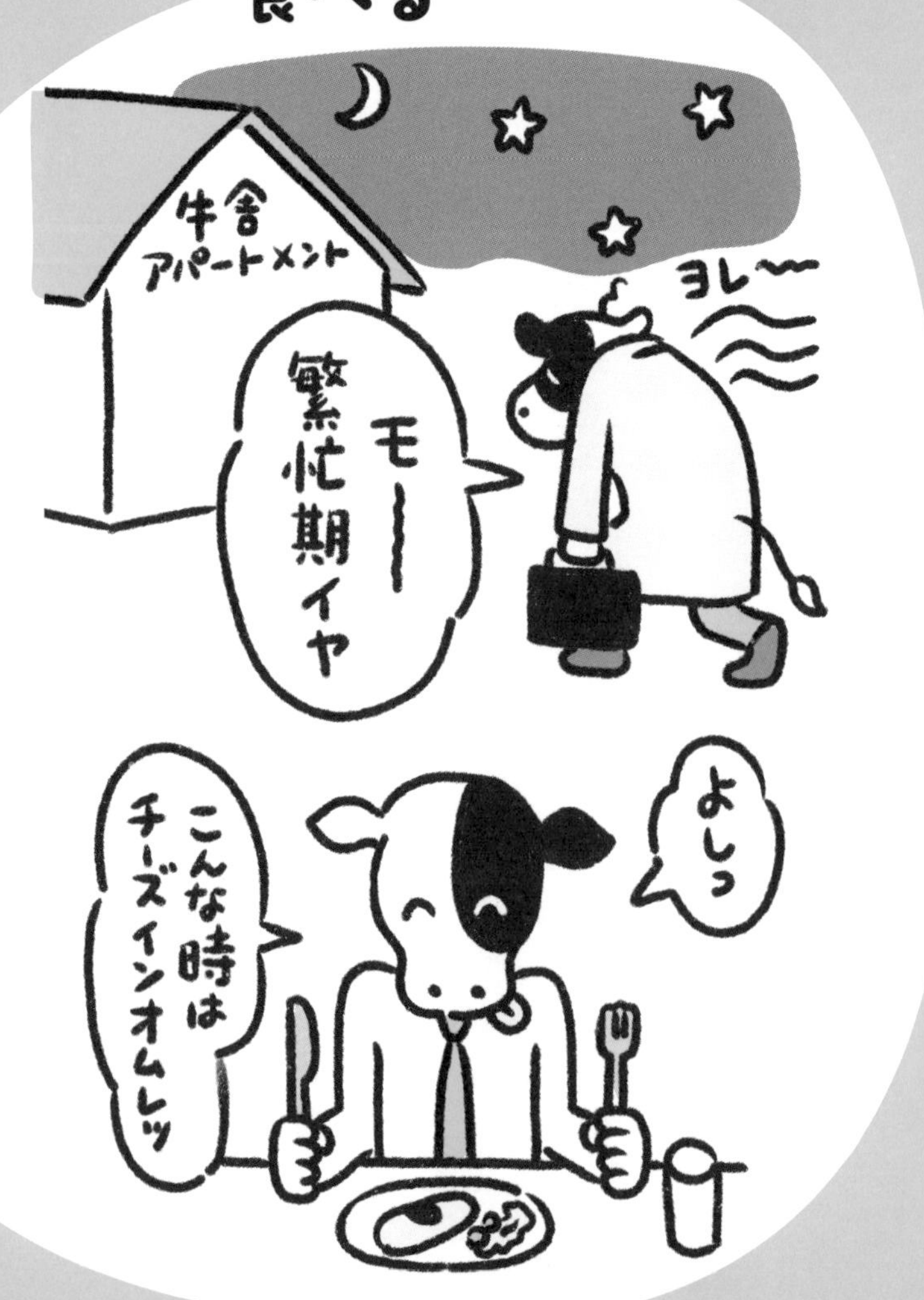

繁忙期で残業が連日であったり、仕事の進捗が遅れたりしている時、気分が持ち上がらずに、会社に行くことが憂鬱に感じられることはないでしょうか？

そのようなコンディションで仕事を無理に頑張ろうとしても、仕事はなかなか捗らないでしょう。もしかすると普段なら絶対にしないようなケアレスミスをしてしまい、かえって落ち込んでしまうようなことすらあるかもしれません。

憂鬱で気分が晴れない朝は食欲も湧かず、つい朝食を抜いてしまうことも多いかもしれません。

憂鬱な気分の時こそ、しっかりと朝食を摂取することが重要です。可能であれば、チーズやオムレツのようなタンパク質がしっかりと摂取できるものがよいでしょう。

それでは、朝食にチーズインオムレツを食べることがなぜ効果があるのか、考えてみましょう。

まず、朝食を摂取すること自体がメンタルコンディションを整えるという意味では非常に重要となります。

統計的には、若い世代であるほど、朝食を食べない生活習慣である割合は高いと言われています。女性よりも男性がやや割合が多いですが、概ね約30％が朝食を摂取しないとの結果が得られています。

朝食の摂取は日の光を浴びることと同様に、体内時計のコントロールに重要な役割を果たしています。朝食の摂取は副交感神経から交感神経へのスイッチの切り替えをスムーズに促します。

また、人は食事から1日に必要な水分の半分程度を摂取しています。睡眠によって渇いた体に水分を補充するという意味でも、朝食は重要な役割を果たしています。

それだけでなく、朝食を抜くことで動脈硬化のリスクが2倍になるという研究結果も報告されています。心だけでなく、体の健康という観点からも、朝食の摂取は大事であることが示されているのです。

メンタルヘルスとの関係性が指摘されている栄養素として、ビタミンやミネラル、アミノ酸などが挙げられています。

例えば、セロトニンやメラトニンなどの睡眠リズムを整えるためのホルモンは、トリプトファンという必須アミノ酸をもとに作られています。必須アミノ酸は人の体内で作ることができませんので、食事からの摂取が欠かせません。トリプトファンは肉や魚、乳製品、ナッツ、バナナ、卵などに多く含まれているとされています。チーズインオムレツは効率良く必要な栄養素がとれる料理の1つなのです。

体に必要な栄養素は多岐にわたっています。1食でまとめて必要な栄養素を全てとることは容易ではありません。細かく少量ずつ、バランスの良い食事を考えて摂取するということは、メンタルヘルスの観点からの栄養摂取という意味でも妥当なのです。

HINT 08

漠然とした焦燥感が離れない時は、1分間、目を瞑って呼吸に意識を集中してみる

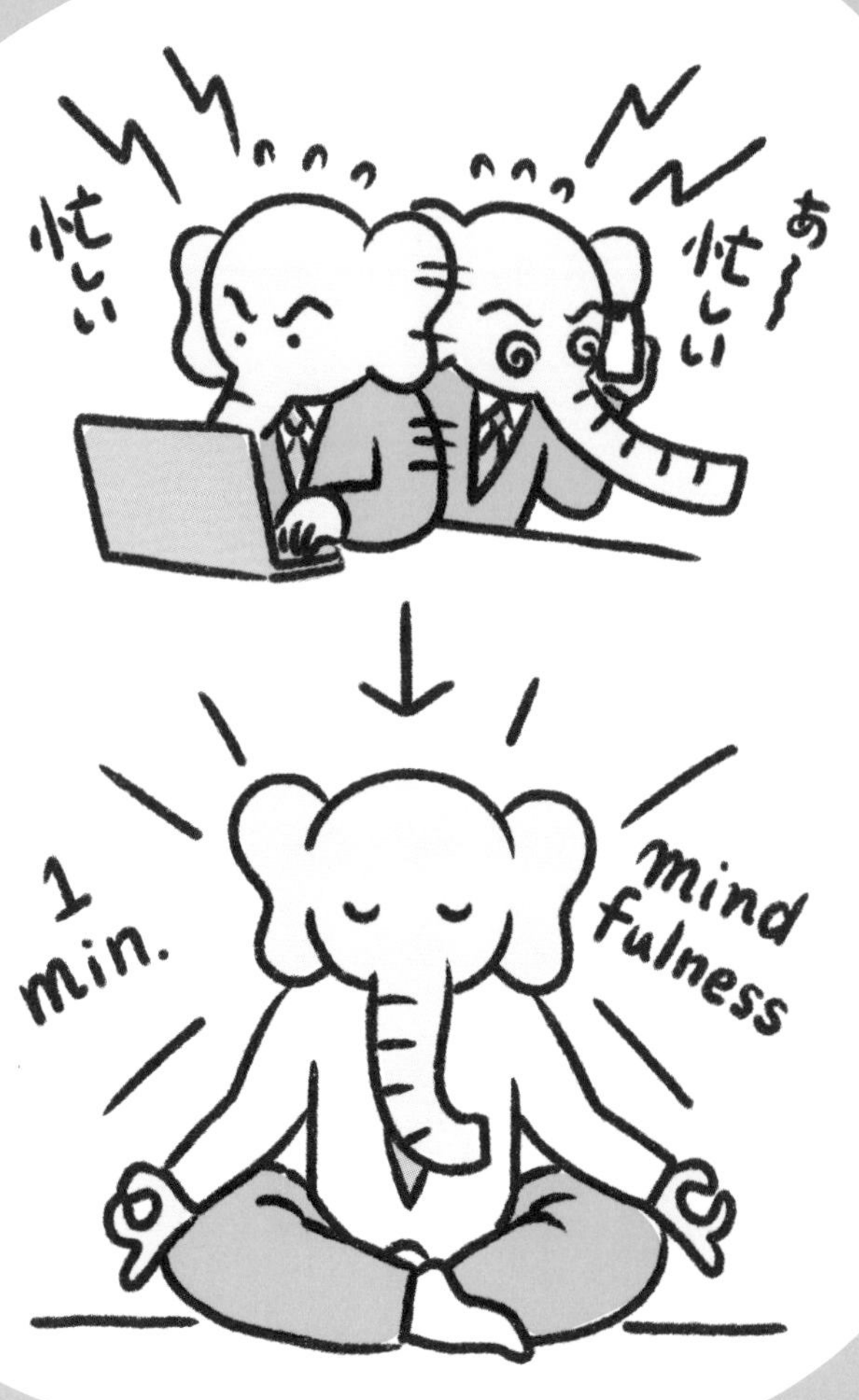

例えば、プロジェクトの進捗が思わしくなく、焦る気持ちが募ってくるような時、そわそわして落ち着かなくなるようなことはないでしょうか？ 本当は一刻も早く作業を進めなければならないのに、気持ちばかりが焦ってしまい、かえって効率が落ちてしまった。そのようなつらい思いをしたことがある方もいるかもしれません。

そういう時には、**1分間、目を瞑って呼吸自体に意識を向けてみることをおすすめします。**

焦る気持ちを鎮めるために、気持ちを一旦切り離してリセットを試みましょう。1分後にはあなたの焦燥感は和らぎ、気持ちを切り替えて準備ができていることでしょう。

目を瞑って呼吸に意識を向けるということにどのような効果があるのか、考えてみましょう。

頭に浮かんでくる日々の物事から離れて、「今」だけに集中できるような精神状態を作る、この一連の動作はマインドフルネスの考え方がもとになっています。

マインドフルネスとは、過去や未来ではなく、今現在に起こっている体験に意識を向ける状態のことを指します。今現在に意識を集中できればよいので、取り入れ方にはさまざまな方法があります。例えば、匂いや体の動きなどに着目することでもマインドフルネスは可能ですが、一般的には瞑想をイメージすることが多いと思います。

体系的なマインドフルネスの手法を学ぶには相当の時間が必要ですが、そのエッセンスを簡易的に取り入れるには、次のような方法でも可能です。

1　椅子や床に座って、軽く背筋を伸ばして目を瞑る
2　太ももやお尻など体が触れている部分の感触を感じる
3　ゆっくりと呼吸を繰り返す。

動作としてはこれだけで、今からでもマインドフルネスを試すことは可能です。

重要な点としては、マインドフルネスをしている際には、息を吸っていること、息を吐いていること、お腹が動いていること、体の周りの空気の温かさ、寒さといった、今起きている動作、状況に意識を向けることです。

今現在に着目することで、気持ちのリセットを図ることが可能となり、緊張や不安の緩和が期待できます。

さらに、継続的にマインドフルネスを行うことで、自分に対しての新たな気づきを得ることができます。うつ状態の緩和や、ストレス耐性の向上、集中力の改善といった効果も期待できるとも言われています。

多忙な日々の生活で何も考えない時間を作ることは、意外と簡単ではありません。ですが、あえて貴重な時間を使ってマインドフルネスを行うことで、心に隙間を作り、結果的にあなたの心に余裕をもたらすことができるのです。

HINT 09

それでも会社に行くのがつらい時には、病院に行って相談することも考えてみる

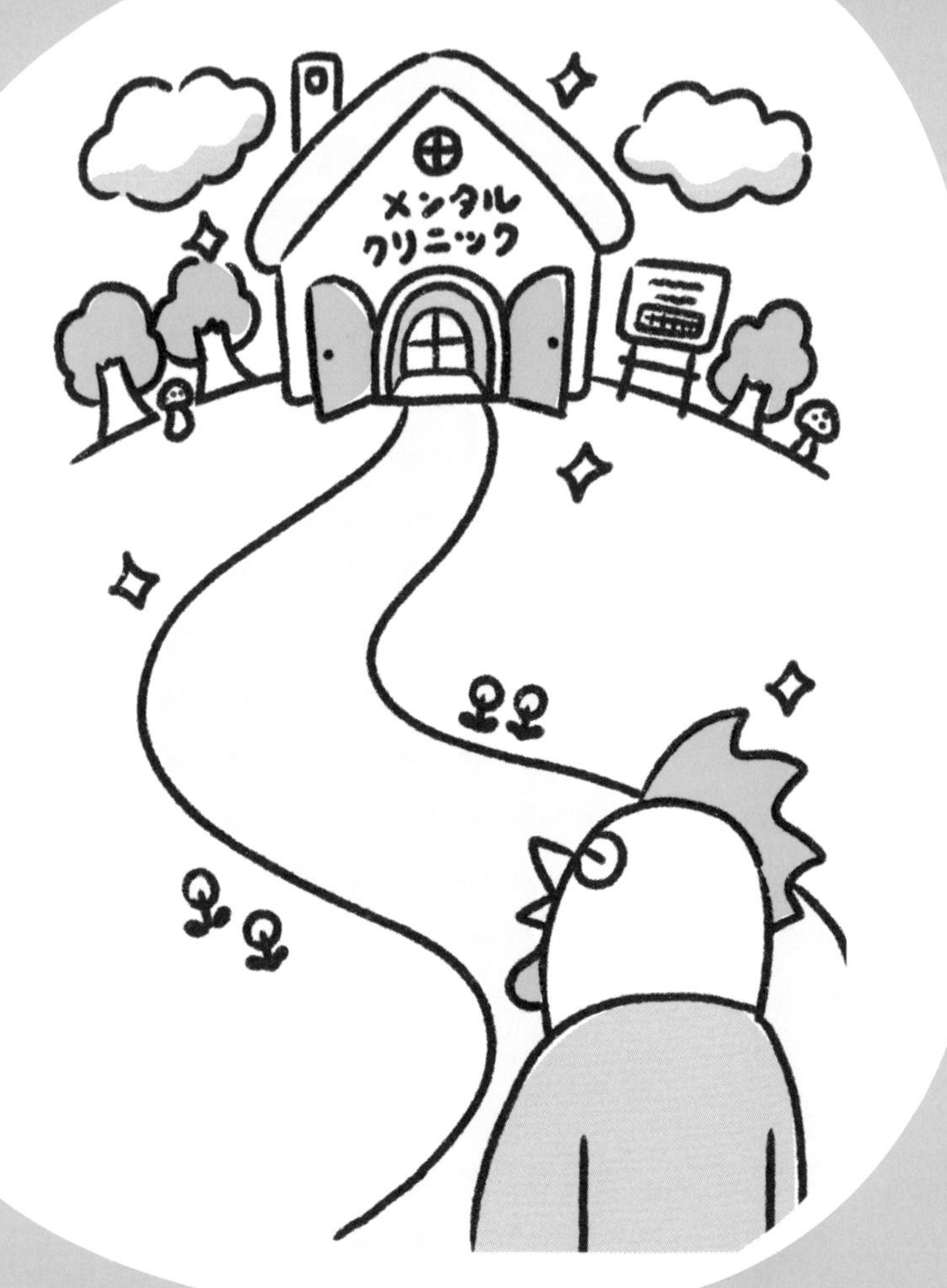

ここまで、さまざまな朝のコンディション改善方法をお伝えしてきました。これらの方法を取り入れてみることで、朝のパフォーマンスは改善が期待できます。

ですが、取り組んでみてもなかなかつらい気持ちが軽くならず、沈んだままといった場合もあるかもしれません。

このような場合には、**1つの選択肢として、医療機関で専門医に相談することも検討してもよいかもしれません。**

私が産業医として職場でさまざまな健康相談を受けている際に、医療機関に行く目安について相談されることは少なくありません。

メンタル不調についての社会的な理解は年々と高まっており、以前と比べれば受診のハードルも随分と低くなったようには思います。それでも、やはり心の悩みで病院に行くことへの抵抗感がある人は少なくありません。

実際に、うつ病に罹患して、病院にたどり着けている人は3割とも言われています。それくらい、**病院に行くということに対する実際の心理的障壁は高い**のです。

もちろん、夜眠れない、日中も気分がずっと沈んでいるといった、明らかな不調が続いているようであれば、医療機関の受診への理解は得られやすいものです。問題は、そこまでの症状ではないと感じる際に、医療機関に行った方がよいレベルなのかどうか、迷ってしまうようです。

私が相談を受けた際には、その目安として、次のような場合に医療機関の受診を勧めています。

1　つらい原因から物理的・空間的距離を置いても気分が晴れない
2　日常の生活に影響が出るくらいの支障が生じ始めている

あなたの不調の程度はいかがでしょうか？

このような目安を設定している理由を説明します。

心は、ストレス刺激にさらされても、回復する力を有しています。この力のことをレジリエンスと言います。例えば、職場やプライベートで嫌なことがあっても、その場から離れたり時間を置いたりすることで、再び元気になることができる理由は、レジリエンスがあるからに他なりません。しかしながら、レジリエンスが機能しなくなるくらいの強いストレス刺激にさらされ続けてしまうと、心は回復する機会を失ってしまい、次第にダメージを蓄積してしまうのです。

先ほど述べた、①、②の状態は、レジリエンスが機能しなくなっている可能性が高いと考えられるので、医療機関受診を勧めるに至るのです。

これまでお伝えしてきた、朝起きた後に心を整える方法を試みても効果がないのであれば、レジリエンスが機能しなくなっている可能性が高いと考えた方がよいかもしれません。

2

人間関係をコントロールして居心地の良い職場にするための1分習慣

ビジネスパーソンにとって、覚醒時に最も長い時間を過ごす場所はどこでしょうか？
多くの方にとっては、通勤などの準備も含めた職場でしょう。そのため、職場環境が過ごしやすいものであるかどうかは、その人にとっての日々の生活の質に直結すると言えます。

その職場における悩み事として、仕事量や待遇面と合わせて、必ず人間関係の問題が悩みの上位にあがります。

仕事量や待遇面はあなたが主体的にコントロールすることには限界があるかもしれません。一方で人間関係は、あなたと相手との関係性の問題です。つまり、半分はあなたが主体的にコントロールすることが可能と考えてもよいのです。相手自体は変わらなくても、あなたが変わることで、あなたと相手との関係性は確実に変化します。

本章では、あなたが職場ですぐに取り組める人間関係の対処法について、説明をしていきたいと思います。

HINT 10

上司に怒られた時、悪いと思ったことはまずすぐに謝ると自分が楽になる

モ〜〜〜〜…
シワケゴザイマセン
先に謝っちゃお
しょうがないなー

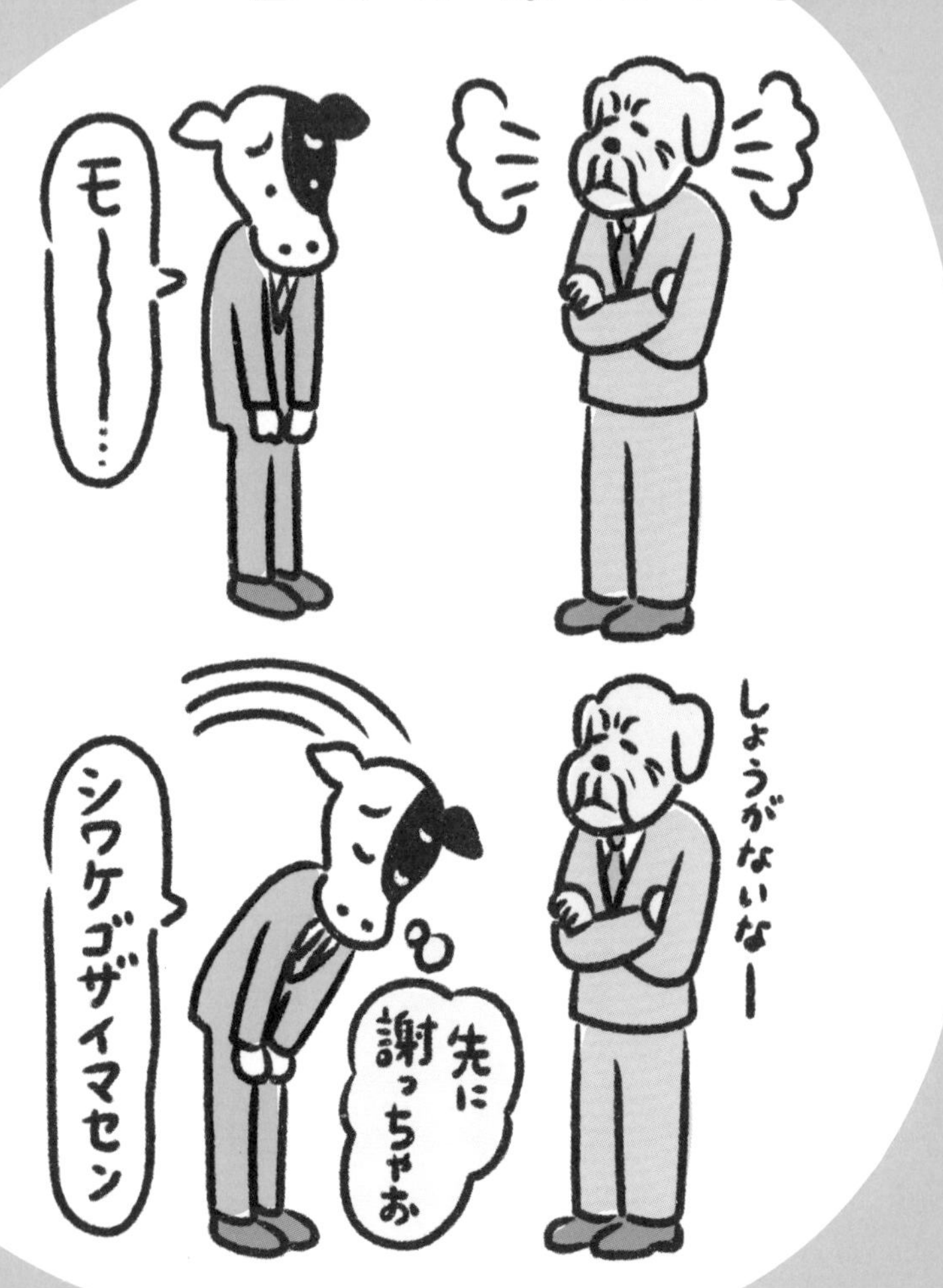

客先との取引でミスがあった時や、業務の進捗が想定より遅れている時、上司から叱責されることもあるかもしれません。

もしあなたが原因であれば、その叱責は納得のいくものかもしれません。一方で、必ずしも全てにおいてあなたが原因でない場合や、あなたに原因があっても明らかに落ち度以上の叱責を受けた場合などについては、当然納得感は得られないでしょう。

叱責を理不尽に感じてしまうと、場合によっては反論をしたくなることもあるかもしれません。しかし、反論をすることで、余計に相手からの反発を招き、より強い叱責を受ける羽目にすらなりかねません。

もし反論したい点があったとしてもまずはグッと堪えて、先にあなたに非があったことについて謝ってしまうとよいでしょう。そうするだけで、その後のあなたの気持ちは随分と楽になることでしょう。

では、まず先に謝ってしまうことの効果について考えてみましょう。

謝罪を求める相手の心理として、自分の思いを汲み取ってほしいと感じているということへの理解が必要です。謝罪が遅れるということは、相手のその感情を汲み取っていないと相手に感じさせ、問題をより一層拗れさせる可能性があります。

また、あなたが謝罪をしようという姿勢をとることで、何が問題であったのかということを、あなた自身が相手の立場になって向き合うことになります。たとえ全てが自分の落ち度ではなかったとしても、客観的視点に立つことで、自分の感情のコントロールもスムーズにできるようになるでしょう。

相手の立場に立って理解を深めるということは、相手への共感姿勢にもつながります。

あなた自身が何かトラブルに巻き込まれた時のことを想像してください。すぐに相手から謝罪があった場合と、謝罪がなかった場合では、前者の方が相手に対して、随分と寛容な気持ちを持つことができるのではないでしょうか？

また、謝ることを先送りにするデメリットについても説明します。

「行動非行動の原則」という法則についてご存知でしょうか？ アメリカの心理学者である、トーマス・ギロビッチ博士により提唱された法則であり、「行動して後悔する」ことと「行動しないで後悔する」ことでは、**後者の方が後悔の度合いが大きくなる傾向にある**というものです。自分だけの落ち度でなければ、反論したくなる気持ちはもっともだと思います。ただし、反論した後で、「謝っておけばよかった」と後悔したことはないでしょうか？

謝る余地がある場合には、まずはさっさと謝ってしまうことが、相手のためだけではなく、あなた自身のストレスケアという意味においても有効なのです。良くなかった点についてまず謝罪をすることで、あなたが本当に主張したい点もクリアになり、相手により理解してもらいやすくなるかもしれません。

HINT 11

嫌われたくなければ、あえて自分の意見をはっきりと主張する

ジンベエの仕事手伝ってやって
えっ自分の仕事もあるのに？
今、余裕がないのでできません!!
シャチくん、やめました！

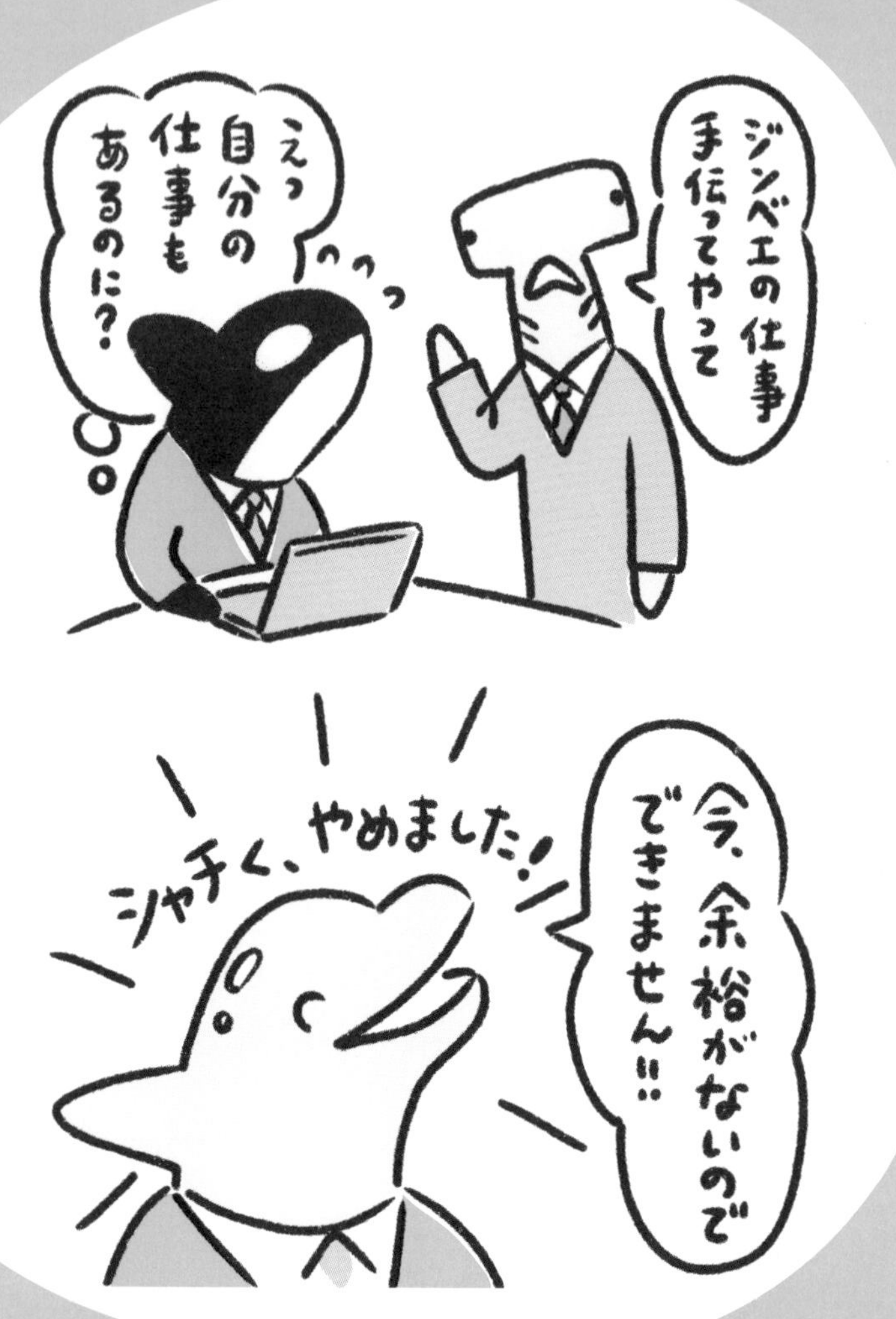

急に上司や先輩から、他の人のヘルプとして、当日までに仕上げなければいけない仕事をやってくれないかと言われた時のことを想像してみてください。

その時に、あなたに余力があれば問題なくその依頼を受けることは可能かもしれません。ですが、あなた自身も業務の進捗に余裕がない場合には、そのような依頼の対応にとても困ってしまうのではないでしょうか？

本当はこれ以上余裕がないにもかかわらず、ノーとはっきりと言えずに仕事を引き受けてしまい、後で頭を抱えてしまったことはないでしょうか？

挙句の果てに、仕事の質が下がってしまう、期日までに業務を終わらせられずに相手をがっかりさせてしまう、などといったことになれば、目も当てられないですよね。

これまでは、相手の気分を害さないようにと無理な抱え込みをしていたかもしれません。しかしこれからは、嫌われないためにも、あえて自分の意見をはっきりと言うようにしてみましょう。

それでは自分の意見をはっきり主張することの効果について考えてみましょう。

日本人は自己主張が苦手と言われています。日本的な価値観として、自己主張を抑える奥ゆかしさが美徳であるということも、その要因になっているかもしれません。

ですが、自己主張を抑えるということは、必ずしも円滑なコミュニケーションを生むわけではありません。

自分の本音を隠したままでは、あなたは我慢したままコミュニケーションを進めることになります。負荷のかかる関係性を続けていれば、いずれは関係性の悪化にもつながりますし、場合によっては業務の進捗にも影響するかもしれません。

それでは、しっかりとあなたが自己主張するための方法を考えてみましょう。

方法の1つとして、アサーションと呼ばれる、相手を尊重しつつ、自分の意見を主張するコミュニケーション方法をおすすめします。アサーションの基本的な考え方は、自分に対しても相手に対しても誠実に向き合うことで、適切な自己表現ができるというものです。

自己主張が苦手な人は、つい相手のことばかり考えてしまう癖があり、自分の思いが蔑ろになっています。そのような場合、まず自分に誠実に向き合う一歩として、対話の際に「アイメッセージ」を意識してみるとよいかもしれません。「アイメッセージ」とは、主語が「私」になるように意識した会話を心がけることで、従来よりも自己表現を可能とする方法です。

例えば、「あなたは間違っている」という主張をアイメッセージで表現すると、「私はあなたの考えとは違います」と言い換えることが可能です。まずあなた自身がどうしたいか、何ができるかという主張をすることが、結果的に誠実に相手と向き合うことにもなり、無理のない適切な関係性の構築につながるのです。

HINT 12

怒りの手前にある「こうしてほしかった」に気づくと悲しみ、悔しさの理由がわかる

なんでちゃんとできないんだ
コワッ
なんで言ったことをちゃんとやってくれないの
悲しいよ…
一次感情

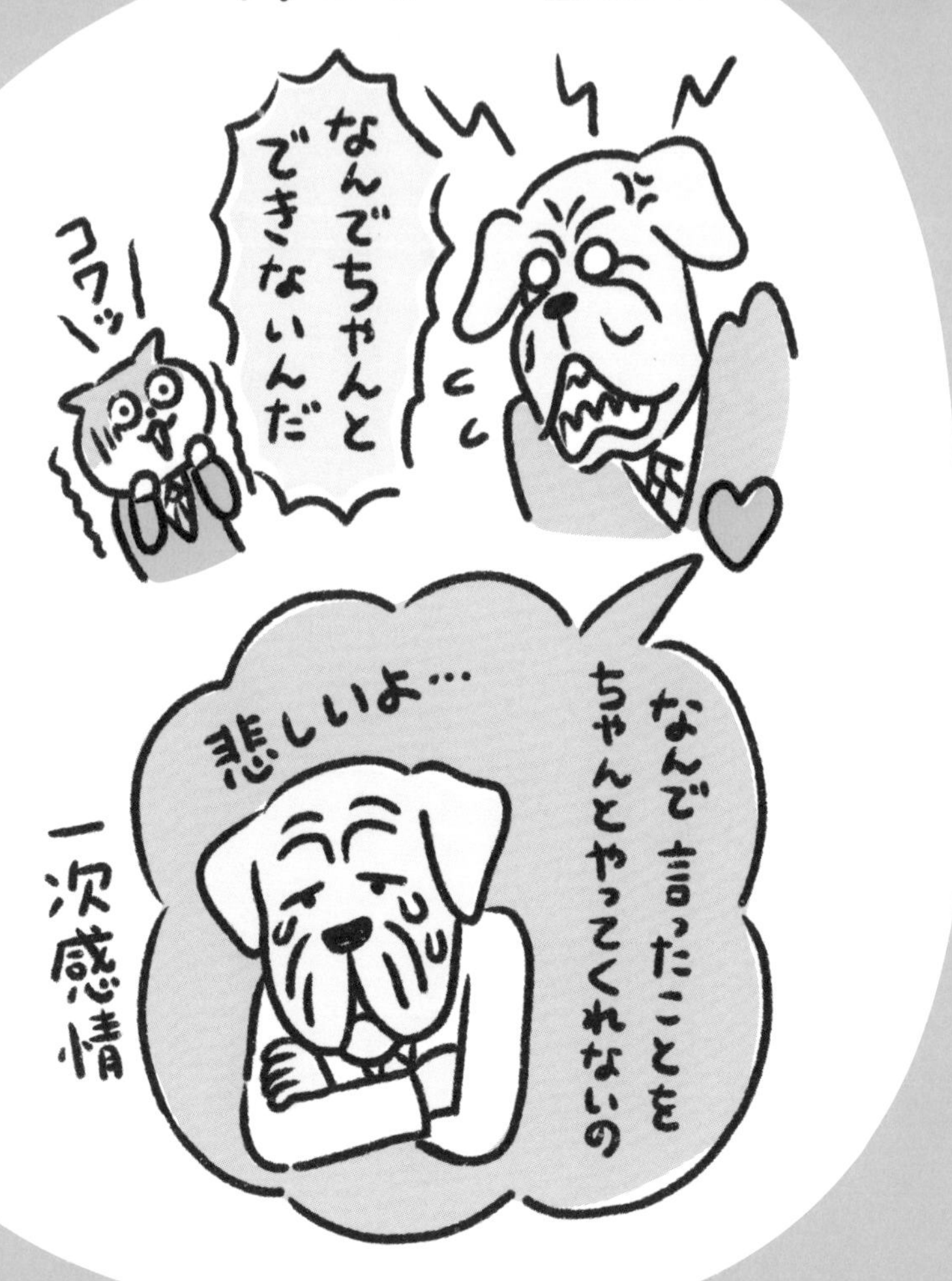

「怒り」という言葉について、あなたはどのようなイメージを持っていますか？　自分自身の怒りにまつわるエピソードを思い出してみれば、好意的なものより、後悔や恥ずかしさといった思いが沸き起こる方が多いのではないでしょうか。

職場環境でつい感情的になってしまい、「なんであんなことを言ってしまったのだろう」「あんなことしなければ」という反省をすることもあるかもしれません。次こそは怒りの感情をコントロールしたいと考えても、うまくいかない人もいるかもしれません。

怒りのメカニズムを理解することで、あなたは怒りの感情のコントロールが上手になれます。

そもそも怒りという感情はなぜ存在するのでしょうか？　もしただ単にネガティブなものであれば、そんな感情はなければよかったと思うかもしれません。ですが、もちろんそんなことはありません。だからこそ、人間は進化の過程を経て、現在まで怒りの感情を持っているのです。

人間が怒りという感情を持っている理由、それは、怒りはあなた自身の大切なものを守ってくれる大事な感情だからです。大切なものとは、あなたにとっての価値観や理想などを指しています。もしあなたに怒りの感情がなければ、あなたの価値観や理想が傷つけられそうになっても、争うすべがなくなってしまいます。

　では次に、あなたの大切にしている価値観や理想が「守られない危険」とはどういった時に生じるのでしょうか。それは相手の行動や言動、正確にはその背景にある価値観や理想と衝突した時に生じます。

　怒りは二次感情と呼ばれ、怒りの裏側には期待、心配、不安、哀しみといった一次感情が隠れていると言われています。**自分の価値観や理想が守られないリスクにさらされた際には、まず一次感情が生じ、自分自身を守るためにセーフティネットとして、怒りという感情が生じる**のです。

　あなたが部下に業務ができるように丁寧に教育を行っているのに、全く真剣に取り組む姿勢が見られない、といったシチュエーションを例に考えてみましょう。

あなたは部下ができるだけ質の高い業務ができる〝べき〟だという価値観をもとに行動しています。ですが、部下によってその価値観が崩されようとしています。あなたは「どうして応えようとしてくれないのか」という〝悲しみ〟に襲われます。これがあなたの感じている一次感情＝真の感情です。あなたの価値観が崩れないように守るため、二次的に怒りの感情が沸き起こるのです。

すなわち、**あなたは相手に怒りたいわけではないのです。あなた自身が悲しいのです。**そのことを理解し、あなたが今、本当に必要としているのはあなた自身の悲しさを和らげることだと考えれば、他に適切な対処法も考えられるかもしれません。

怒りの背景にある一次感情がわかれば、短絡的な行動を抑えることにもつながります。相手に対しても冷静に対処できるようになり、一歩踏み込んだ対話も可能になります。

HINT
13

上司のことを考えてイライラする時、枕に顔を埋めてブラジルに届くくらい大声を出す

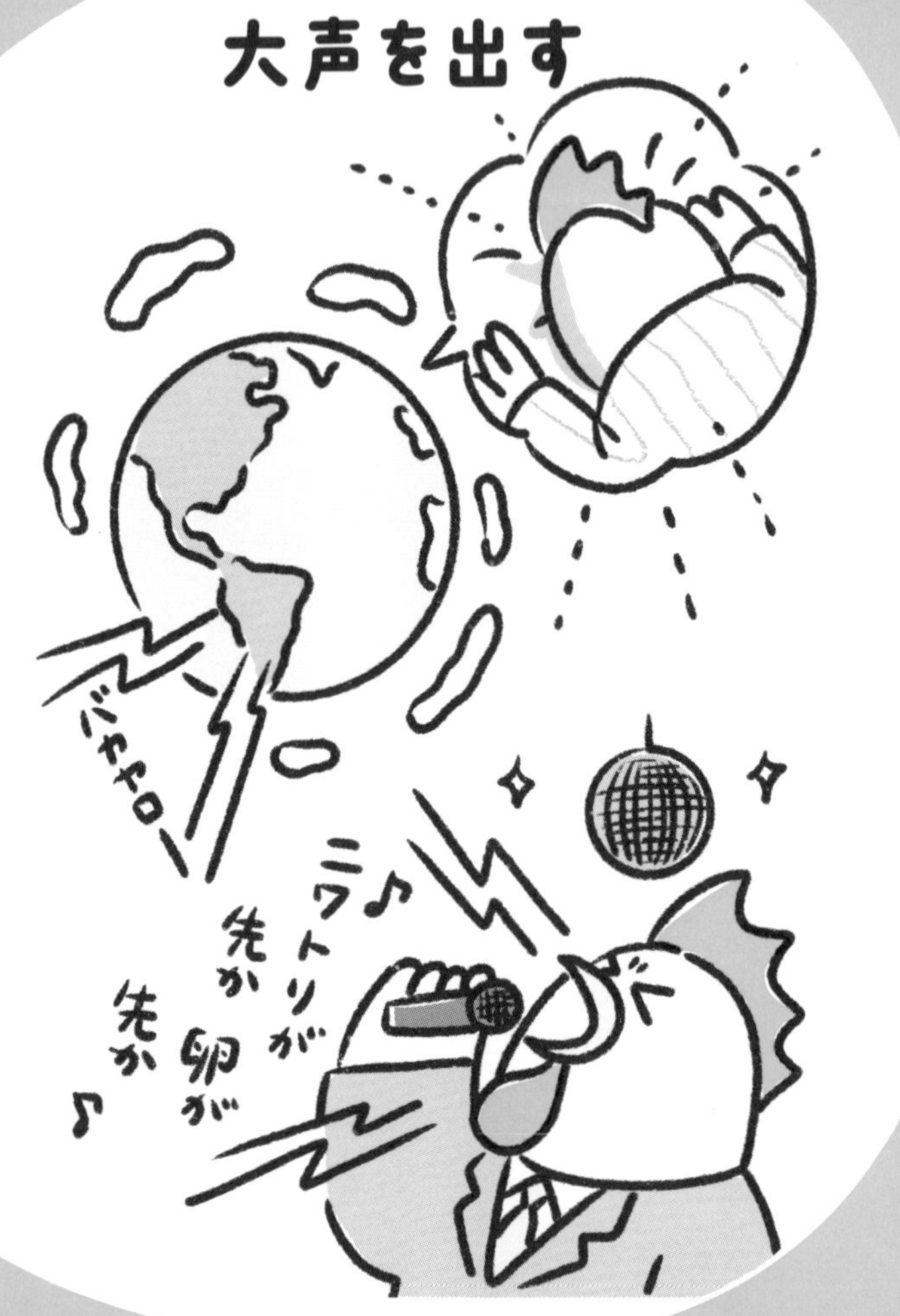

もし、あなたが上司とうまく関係性を築き上げられていれば、上司のことを考えてイライラすることは滅多にないかもしれません。ですが、そのような恵まれた状況にある人はどちらかというと少数派なのではないでしょうか。

うまく関係性が築き上げられずにストレスを感じている人や、関係性は悪くなくても、上司が忙しすぎて相談ができないことにストレスを感じている人の方が、多いのではないかと思います。

新型コロナウイルス感染症が流行してから、急速に在宅勤務やフレックス勤務の導入が拡大しました。これまで以上にコミュニケーションを構築する機会が少なくなり、そのような悩みを感じている人はむしろ増加傾向にあるようです。

上司とうまくコミュニケーションが図れなければ、業務の進捗にも影響を及ぼしかねません。また、上司にイライラする感情が募ることもあるでしょう。イライラする気持ちが抑えられない時には、枕に顔を埋めて思いっきり大声を出してみましょう。地球の裏側のブラジルに届くくらいの大声を出してみると、なおのことよいかもしれません。

なぜ大声を出すことがストレス発散になるのか考えてみましょう。もし近くに誰もいないのであれば、その場で一度大声を出してみてください。その際にお腹に手を当てながら声を出してみましょう。お腹がふくらむのがわかるはずです。

大きな声を出すことは、腹式呼吸につながります。腹式呼吸をすることで、横隔膜が動きます。横隔膜を動かすことがストレス解消の鍵になるのです。

横隔膜にはたくさんの自律神経が張り巡らされています。大声を出すことは、横隔膜を刺激し、副交感神経への切り替えを促してくれます。副交感神経が優位になることでリラックス効果が得られ、ストレス解消につながるのです。

実は大声を出すことは、副交感神経を優位にするだけではありません。深い呼吸が得られることで酸素の取り込みにもつながりますし、お腹に力が入りますので、胃腸の動きにも良い効果をもたらします。

大声を出すことはちょっと、と抵抗感のある方は、カラオケに行って思いっきり歌を歌うことでも同様の効果が期待できますので、試してみてもよいかもしれません。

ちなみに、ドラマや映画のワンシーンで、屋上に上がって大声で叫ぶことでスッキリする、といったシーンがありますよね。これにも同様の効果があることは、想像できると思います。

日中は地表が温かく、上空に行くほど温度は下がります。音は屈折し、より上空に上がるように拡散しますので、実は地表の人には聞こえにくくなります。つまり、屋上で大声を出すことで、周囲への迷惑も最小限に抑えられるのです。すなわち、体のメカニズムとしても音の伝達の仕組みとしても、屋上で大声を出すことは合理的なストレス解消法なのです。

HINT 14

苦手な同僚が頭から離れない時、あえて心の中で悪口を10個挙げ罵倒する

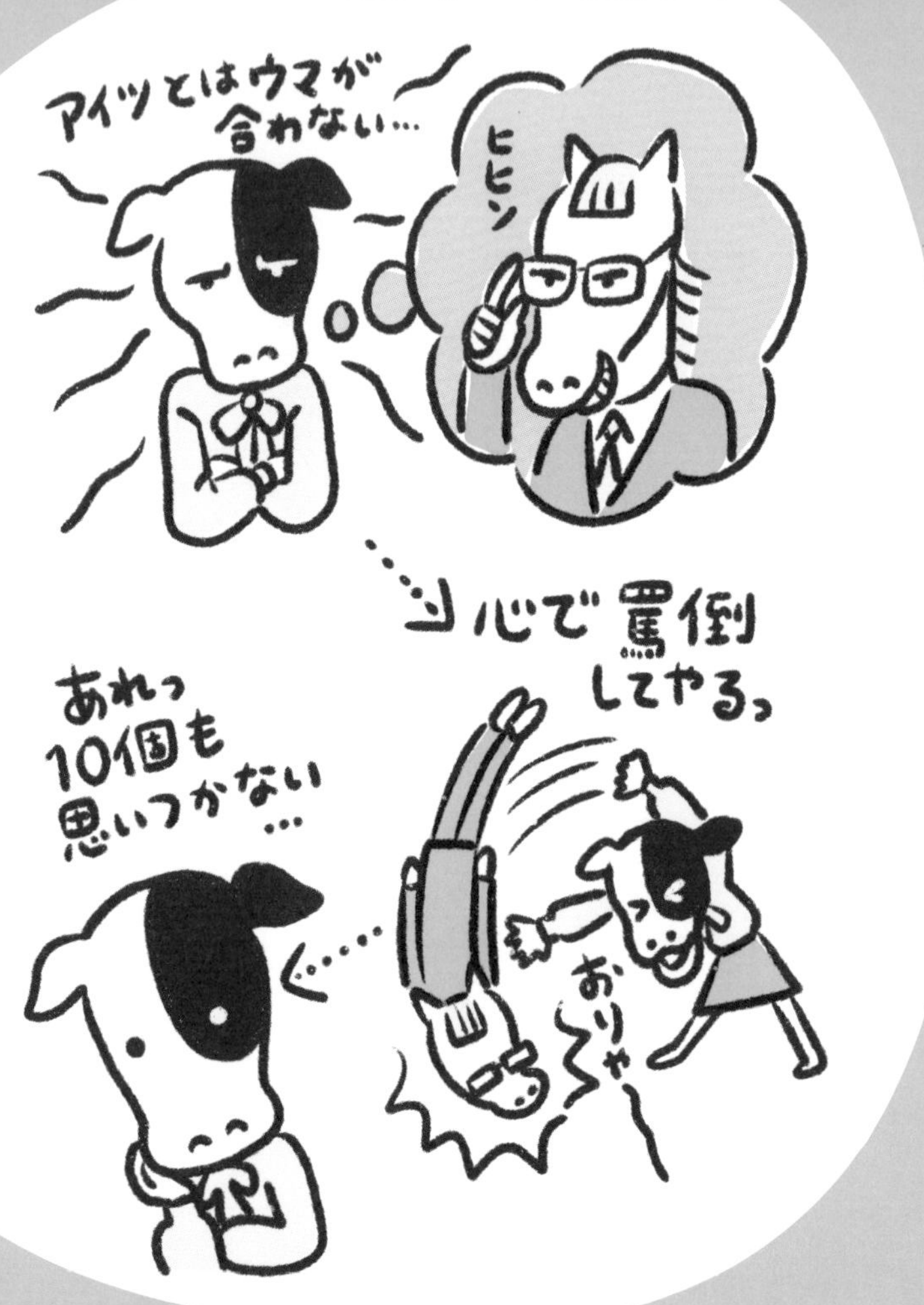

プロジェクトを進めているチームメンバーの中に、話が噛み合わなかったり、重箱の隅をつつくように揚げ足ばかりをとってきたりする人がいると、顔を合わせるたびに憂鬱な気持ちが積み上がってきますよね。

むしろ、会議や打ち合わせが終わっても嫌な気持ちをひきずってしまい、その後の業務も捗らなくなってしまうかもしれません。

一般的には、自分の気持ちをコントロールするために、相手の良い面を探そうとするように、と言われます。ですが、ストレスが積み重なっている状態で、折り合いが悪い相手の良い面を考えてみるようにと言われても、なかなか気持ちがついていかないですよね。

そのような時には、**相手の良い面を考えることはあえてあきらめて、心の中で相手の悪口を10個挙げてみて、罵倒してみるとよい**かもしれません。

そもそも人はなぜ悪口を言うのでしょうか。

人が悪口を言う心理とは、相手に対しての嫉妬や羨望が背景にあると言われています。悪口を言うことで、相手を貶めることになり、相対的に自分の立場を高めることができるのです。

すなわち、悪口を言うことの意味は、相手をどうこうしたいのではなく、あなた自身の心の自己防衛のためなのです。これは自己表現・自己主張の苦手な日本人の特性的な側面もあるのかもしれません。

では、それを踏まえた上で、早速苦手な相手のことを想像し、心の中で悪口を10個考えてみましょう。

どうでしょうか。10個の悪口がすらすら言えた人はあまりいないのではないでしょうか？

先ほどの悪口を言う心理を考えればわかっていただけると思いますが、10個の悪口を思いつくくらいの相手であるということは、それだけあなたにとって羨望や嫉妬の対象となる相手でもあるのです。悪口を10個も思いつける対象は、本当は苦手な相手ではなく、実はあなたにとってとても魅力的で憧れの相手なのです。

好きと嫌いは表裏一体とよく言われます。その理由は、どちらも相手に対しての対人魅力を感じているために沸き起こる感情であるからです。

ストレスケアの対処法の1つに、アプローチの仕方を変えてみるということがあります。これまで相手の良いところが見えずに悩んでいた人は、悪いところにあえて着目することで相手の違った一面に気づくことができ、それがストレスケアにつながるのです。

もちろん、悪口を挙げるのは心の中だけにとどめてください。心の中で10個の罵倒をしているうちに、相手の良い面が見え、相手のことがそれだけ気になる存在であったのだという事実に気づけることでしょう。気がつけば、あなたの感情は少し穏やかなものになっていると思います。

HINT 15

そもそも相手には伝えたいことの5割も伝われば十分だと考えてみる

ごはん
ごはん
基本、木の実だけど北のクマは鮭を食べるよ

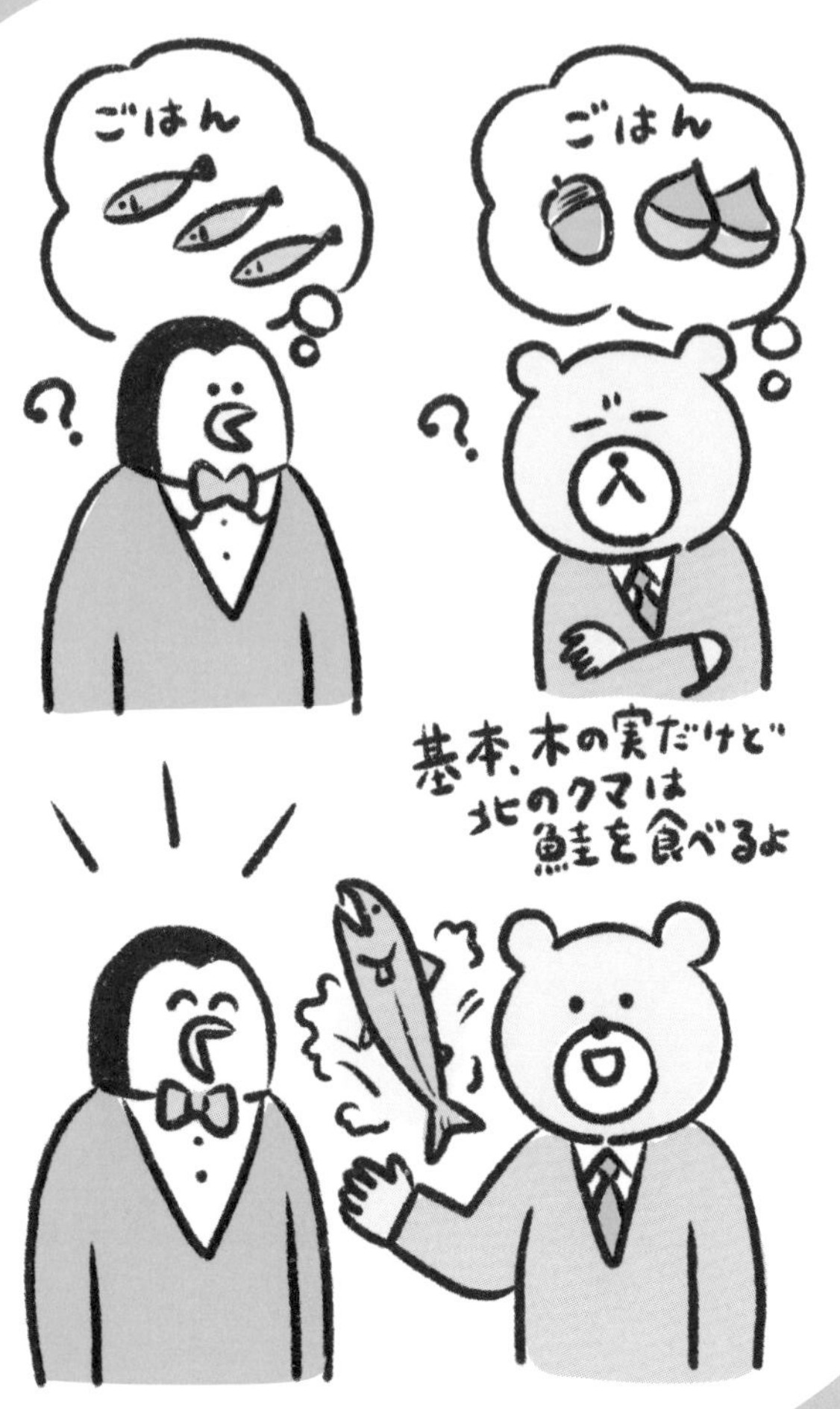

プロジェクトを一緒に進めているメンバーが、自分では全く想定できないような考え方や行動をして、戸惑ってしまったという経験はないでしょうか？　もしくは、相手にお願いしていた業務の指示が全く伝わっていなかったということはないでしょうか？

自分の想像と全く異なった行動や言動をされると、戸惑ってしまったり、イライラしてしまったりすることは少なくないでしょう。なぜ思った通りの動きをしてくれないのだろうと悩んでしまうこともあるかもしれません。

もしそのような思いから悩んでいるのであれば、**相手には自分の伝えたいことの5割も伝われば上出来であると考えて、普段から対応してみるとよい**かもしれません。

これは決して、相手のことを下に見たり、低く評価したりするということではありません。**自分の相手に対する期待値設定をこれまでよりも低くすることで、ストレスコントロールをしてみましょう**という意味です。

言葉の理解は、表面的なその文言の意味だけでなく、その人の今までの経験や生きてきた文化など、さまざまな背景を踏まえて行われます。例えとしてはやや極端かもしれませんが、あなたにとっての「ごはん」は、相手にとっては全く同じ意味での「ごはん」ではないかもしれないのです。

そもそもコミュニケーションに言葉はどれくらい関与していると思いますか？　驚くかもしれませんが、実はコミュニケーションにおいて、言葉が果たす役割はたった7％と言われています。

アルバート・メラビアン博士によって提唱された、「メラビアンの法則（7－38－55ルール）」によると、情報に対して受ける影響の比率は、言語情報7％に対して聴覚情報38％、視覚情報55％とも言われています。つまり言語的なコミュニケーションよりも非言語的なコミュニケーションの方が、コミュニケーションにおいては圧倒的に大きな影響力を持っているということになります。

もちろん、この法則の意味は、言葉が相手に全く伝わっていないということではなく、**相手は言葉以外のさまざまな情報を統合した上で、情報を受け取っている**と理解する必要があるのです。

例えば、友達からの誘いに対して言葉では「行きたい」と言っても、実は本音としては「行きたくない」と思っているようなことはありませんか。そのような場合には「行きたくない」という情報が非言語コミュニケーションとして、しぐさや視線、声のトーンなど、さまざまなところに表れているかもしれないのです。

言葉だけで相手に何かを伝えるということが実はそれくらい難しいとわかれば、期待値を下げておくことの必要性も理解できたのではないでしょうか。

繰り返しになりますが、**相手に自分の伝えたいことは伝わらないと完全にあきらめる必要はありません。**例えば、あなたの本当に伝えたいことは最初に、簡潔に話をしてしまうといった工夫によって、ある程度の改善は期待ができるでしょう。

HINT 16

体調や業務の進捗が良い時は、意識して少しの親切を周囲にしてみる

全か無か
白か黒か…
ムリしちゃうとストレス溜め込んじゃうからしない
あっボクこれ片付けとくよ
ありがとう
ついでに買ってこようか
あっ紙がない
オキシトシーノ

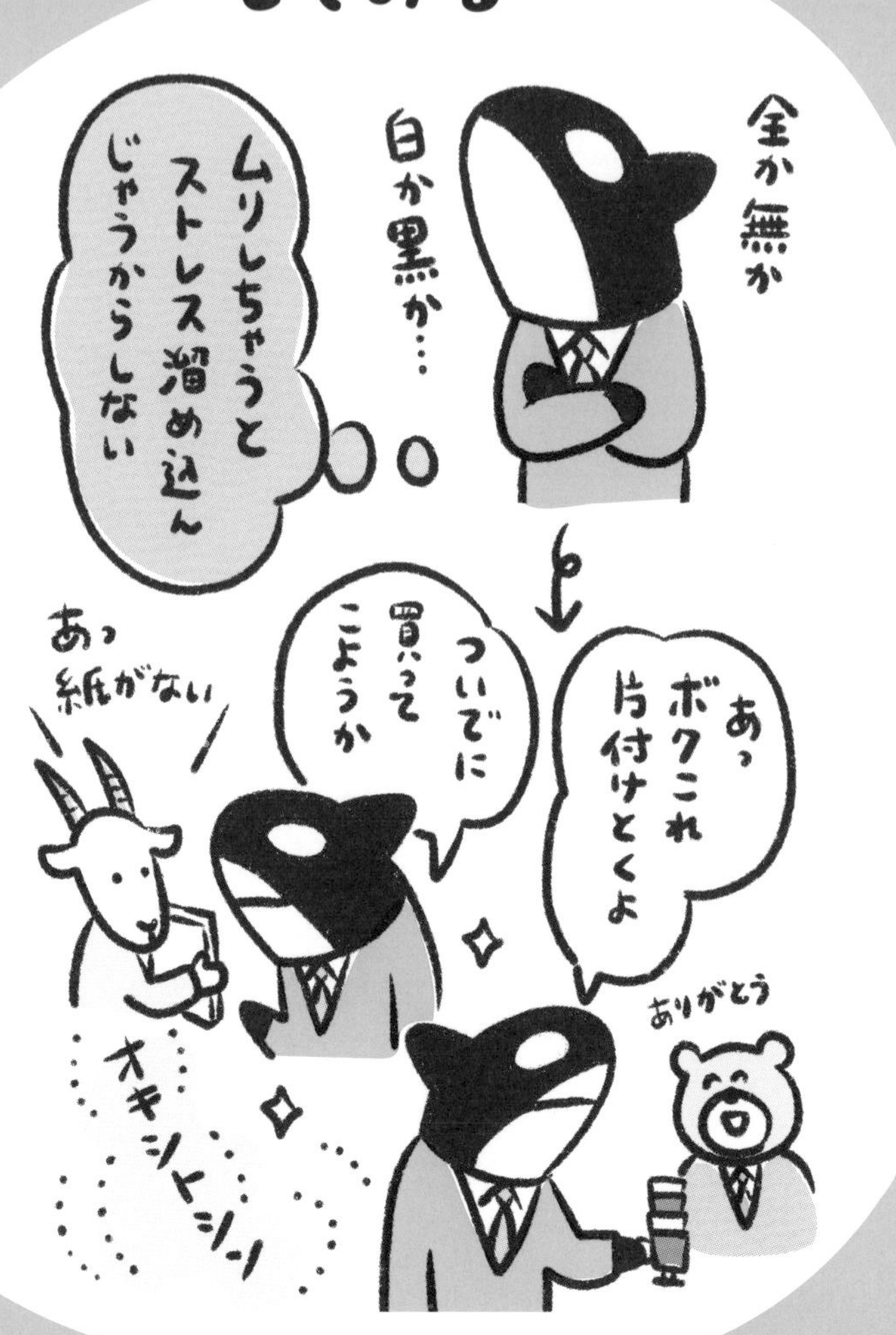

自分自身にあまり余裕がない時、また業務の進捗があまり良くない時にでも、頼まれ事が断れない人はいるのではないでしょうか？　メンタルの悩みを抱えている人には真面目で誠実な方が多いため、周囲の期待になんとか応えようと、無理をしがちな人が少なくありません。

ここまで、自分の気持ちをまず大事にすることの重要性について説明してきました。ただし、自分をもっと大事にしましょう、自己主張をまずしっかりしましょうと助言をすると、真面目な性格ゆえに、また自分の心の安定を保つために、相手の考えや気持ちを汲み取ってはいけないのだと考えてしまう人がいます。いわゆる「全か無の法則」と呼ばれる極端な思考パターンです。

真面目で誠実なあなたが、今までと１８０度変わったような生き方を試みることもまた、ストレスを溜め込んでしまう原因になるかもしれません。

人は心も体のコンディションも生理的に変動するものです。体調が良くない時や業務の進捗が芳しくない時に無理に周囲の期待に応えようとすると、負担感につながります。例えばですが、あなたの体調が良い時や業務の進捗が順調な時であれば、周囲に目を配って、ほんの少しの親切を向けるように意識してみてもよいかもしれません。

ここでは人に親切に振る舞うことにどのような効果があるのか、説明していきましょう。

人に優しくすると、オキシトシンというホルモンが分泌されることがわかっています。オキシトシンは幸せホルモンとも呼ばれ、分泌されることで心と体に安らぎを与えます。

オキシトシンは母親が母乳を出す際に分泌されるホルモンとして知られていましたが、スキンシップや社会的なコミュニケーションによっても分泌されることがわかっています。

それだけではなく、オキシトシンが分泌されると、さらに周囲を大事にしたいという気持ちも強くなっていくのです。

つまり、人に親切にすることが自分自身もさらに幸せにしてくれるのです。

いい人や優しい人は損をすると聞いたことがないでしょうか？　確かに、自分自身に余裕や余力がない状態で相手の頼み事を断れずに無理をしてしまうと、それは負担になって「損をする」ように感じてしまうかもしれません。もしくは、相手に感謝やお礼などを無意識下で期待してしまうことも、そのような感情を醸成してしまうかもしれません。その本質は、自分を蔑ろにして無理をしてまで相手の期待に応えようとすることが、あなたを苦しめるということなのです。

重要な点は、あくまでまずは自分を大事にしてあげることです。それが十分にできていて自分に余裕や余力がある時に、親切な行動や姿勢を周囲に向けることで、あなた自身ももっと幸せになれるのです。

HINT 17

時間は誰もが平等、自分の時間を独り占めできる1人も悪くないと考えてみる

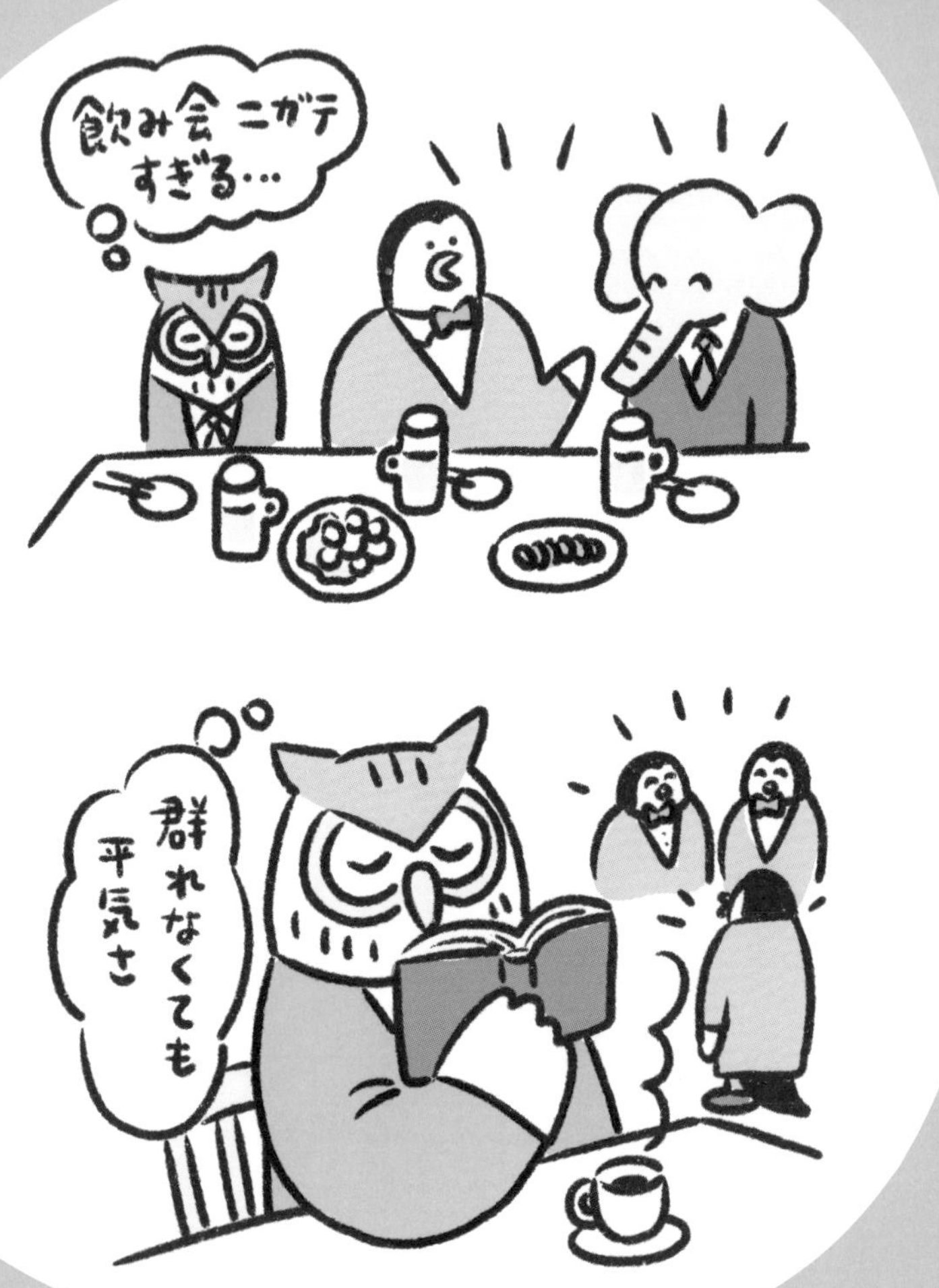

職場ではうまく周囲とのコミュニケーションをとることが重要です、とよく言われます。業務の内容など、仕事だけに割り切ってしまえばなんとか会話は保てるものの、業務から離れた時間や空間を他人と一緒に過ごすことが、本当は苦痛でしょうがない、という人もいるのではないでしょうか。

一方で、本当は周囲と交流したいのに、なかなかうまく周囲と打ち解けられない現状に悩み、場合によっては孤独感を募らせて苦悩している人もいるかもしれません。

もしそのような感情に苛まれた時には、1人でいる時間も悪くないと考えてみてもよいのではないかと思います。

まず、1人でいるということと孤独であるということを明確に区別した方がよいかもしれません。

この2つの大きな違いは、他者を意識した状態にあるかどうかであると私は考えます。

前者は他人のことを気にせずにいる状態、後者は他人のことを気にしている状態です。

例えば、一見するとたくさんの友人がいるように見えるのにもかかわらず、寂しさを訴える人や、華やかそうに見えるのにもかかわらず、しきりに満たされていないと訴える人はいませんか？　その理由は、現状に満足できず、周囲と比較したり、他人に何かを求めようとしたりしているため、寂しさが募るのです。

そもそも、寂しいという感情はなぜ沸き起こるのでしょうか？

人が持つ寂しさという感情は、群れから離れないように、集団に戻るために備わったと考えられています。昔は集団生活から離れることは生命の維持に関わる大問題であったため、生存を維持するために寂しさという感情が必須でした。そのため、当時は1人でいることは寂しいことであり、孤独であることとも同義であったと考えます。

では、現代社会においてはどうでしょうか？

便利な世の中になり、集団でなければ日常生活が維持できないといった状況はなくなっています。多様な生き方や働き方が容認されるようになりつつあり、新型コロナウイルス感染症の拡大を契機に、その傾向はさらに加速しています。現代において、1人でいることは寂しいことではありませんし、孤独でもないのです。

経済状況、家族構成、学歴など、その人それぞれの背景事情は異なりますが、唯一全ての人が平等に持っているものと言えば、時間ではないでしょうか。1人で自分だけのために自由に時間を使えるということは、現代に生きる我々だけが享受できる最高の贅沢とも言えるのです。

誰にも気兼ねなく趣味を楽しんだり、好きなものを食べたりできる、その1人で過ごす時間は、現代に生きる私たちだけに与えられた特権なのかもしれません。

HINT 18

それでもどうしても合わない人は存在する、そんな人とは無理に付き合わない

どうしても
合わない
2人
じとっ
心
心
席は近いけど
心の距離は
めちゃくちゃ
遠いです

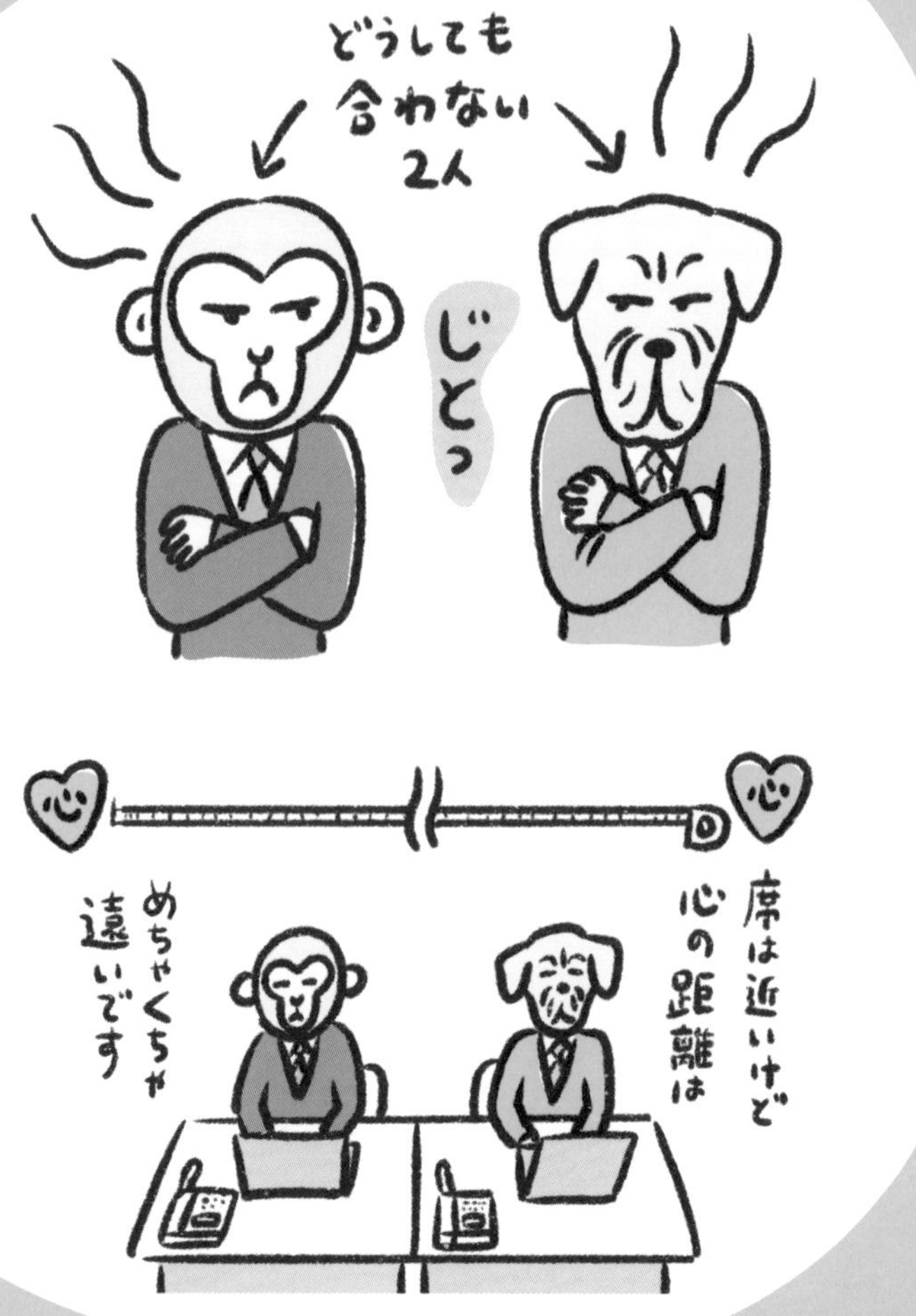

ここまで、職場での人間関係を少しでも良くするために、さまざまな方法について提言をしてきました。

この本を手に取ってくださった皆さんの中にも、人間関係で苦労しており、少しでも現状を良くしたいと思っている方もいるのではないかと思います。しかし、いろんな努力をしてみても、どうしてもうまくコミュニケーションがとれずに困っている方もいるでしょう。どれほど自分が歩み寄ろうと努力しても、どうしても相容れない相手は存在します。

思い切ってそのような人とは無理に付き合うことをあきらめることも重要かもしれません。

カウンセリングの神様とも言われている心理学の大家、カール・ロジャースは「2対7対1」という法則を提唱しています。この法則は、10人のうち2人はあなたを無条件で肯定してくれる、7人はどちらでもなく敵にも味方にもなりうる、1人は無条件であなたを嫌いになる、というものです。この法則から考えられることは、一定の割合で人に嫌われることは避けられないという事実です。

では、あなたを無条件で肯定してくれる人たちの中にいれば、あなたは幸せで最高のパフォーマンスを発揮できるのでしょうか？　それも必ずしも正しくはありません。

ストレス刺激は適度に有している状態がもっとも仕事の効率が上がります。これをヤーキーズ・ドットソンの法則と言います。忙しすぎると頭も心もついていかず能率が下がることは、イメージできると思います。ですが一方で、暇すぎる時にもパフォーマンスは下がってしまうのです。

この法則は人間関係にも当てはまると考えます。あまりに距離が近すぎる、親しすぎる関係性におけるコミュニケーションだけでは、馴れ合いが発生してしまいます。そういった意味では、適度な緊張感のある関係性が、特に仕事の上での付き合いとしては重要であるのです。

あなたが少しでもうまく周囲とコミュニケーションを図るために行ったさまざまな取り組みは、決して無駄ではありません。ですが、どうやっても適度な状態を超えて、過剰な

緊張感を伴うような状態の人間関係であれば、それは毒にしかなりません。

種々のストレス軽減方法を試しても、相手とのコミュニケーションがどうにも好転しないのであれば、物理的・空間的に相手と距離をとることをおすすめします。ただし、仕事において部署異動や転職がすぐにできればよいですが、現実的にはそんなに簡単に進められる人ばかりではないでしょう。

そういった場合は、**相手との「心の距離」をとれるように、距離のとり方を工夫してみてはいかがでしょうか？**　相手との心の距離が近くなりすぎた理由は、相手から近づいてきたのかもしれません。もしくはあなた自身が相手に興味を持って、距離を近づけすぎたのかもしれません。距離が近くなりすぎた理由を考えることは、距離をとることのヒントになります。

その上で心の距離を保つため、**仕事を行うために必要な客観的事実にのみ着目し、感情移入をしないように努めることで、無理に相手に付き合うことから解放される**でしょう。

3

仕事で最高のパフォーマンスを発揮するための1分習慣

もし、あなた自身が仕事の取捨選択ができる立場であれば、自分のコンディションやパフォーマンスに合わせて、仕事の量や質の調整ができるかもしれません。ですが多くの場合は、与えられた仕事やミッションに対して、その時の最善の対応をしていくことになると思います。

あなた自身においても、1日の中でも当然コンディションの波はあります。また、あなたの生産性も、コンディションの作り方次第で、日によって大きく変化します。

仕事のパフォーマンス向上には、あなたが時間をかけて考えるべき点や悩むべき点にのみ、あなたの貴重なリソースを最大限に注げるようにしなければなりません。言い換えれば、それ以外においては、なるべくシームレスに作業が進められるような仕組みづくりが重要です。

本章では、なるべく簡単に仕事のパフォーマンスを高め、効率的に取り組める方法を考えていきたいと思います。

HINT 19

仕事は漠然とこなすのではなく、まずは「15分後の目標」を決める

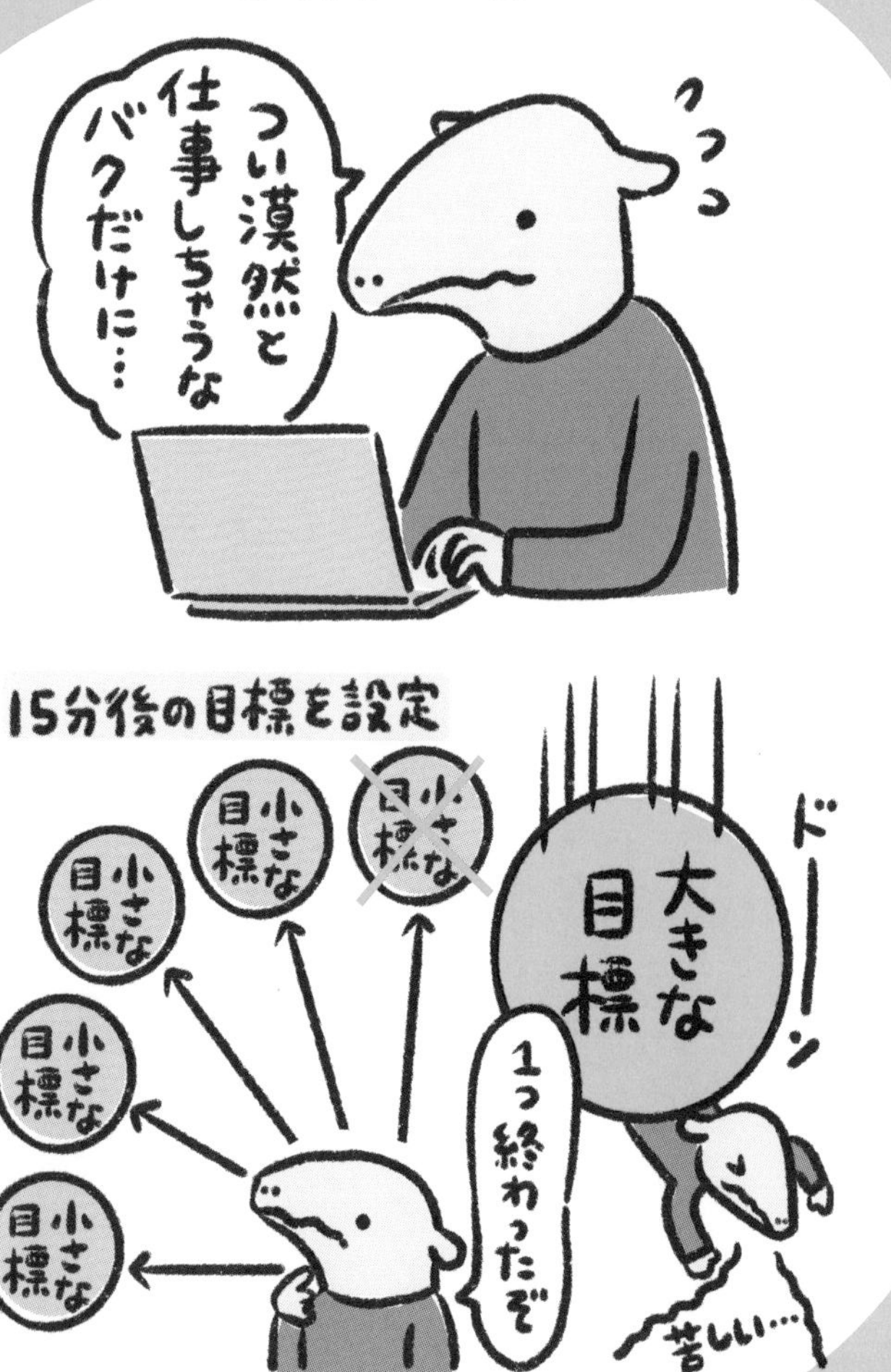

比較的業務量が少ない時には順調にこなせているにもかかわらず、業務量が増えてくると途端にパフォーマンスが落ちるという経験をしたことはないでしょうか？

もちろん業務量が増える分、それに比例して処理に時間はかかるものです。ですが、それ以上になぜか作業効率が落ちてしまったと感じたことはないでしょうか？

そのような経験への答えとして、漠然とした状態で全てを終わらせようと考えるのではなく、できる限り細かく目標を区切って処理を進めることをおすすめします。**まずは「15分後の目標」を設定し、その範囲の目標を達成できるように業務をこなしてみましょう。**

それでは、到達目標を細かく刻むことで、なぜ業務効率が上がるのか考えてみましょう。

到達目標を細かく刻んで、目標達成を目指す手法を、スモールステップの原理と言います。大きな目標設定だけを行うと、その目標に圧倒されてしまい、途中で挫折する可能性が高くなってしまいます。小さく目標設定を行うことで、確実に小目標を達成し、最終目標に近づいていくことが、このスモールステップの原理を用いた手法となります。

スモールステップの原理は、アメリカの心理学者であるバラス・スキナーが提唱したプログラム学習と言われる学習法における、5つの原理のうちの1つです。

学習のステップを細かく設定することで、学習者の失敗をなるべく避けることが可能になるというのがその要点です。

スモールステップの原理を用いて目標設定することは、最終的な目標達成を得る以外にも、いくつかのメリットがあります。

まず、**生産性の向上が得られやすくなります。**目標が小さくなることで、1つ1つの課題の難易度が下がります。成功体験を繰り返すことでモチベーションが維持され、生産性の向上につながります。

次に、課題発見がしやすくなります。目標を細かく設定することで、自分自身の得意分野や苦手分野への気づきが得られやすいだけでなく、問題点に対してすぐにフィードバックすることも可能になります。

また、細分化した目標設定をすることで、目標を達成した際の小さなご褒美（報酬）を設定することができます。この小さなご褒美がさらなるモチベーションの向上を生み出し、良い循環を生むのです。

ここまで話をするとメリットばかりのように聞こえるかもしれません。ですが、本来スモールステップの原理を採用した理由は、最終目標の達成でした。

大事なことは、常に最終目標を意識しながら、目の前の小目標を達成していくことだということを、忘れないようにしましょう。

HINT 20

次にやることがわからない時、タスクを分解して「単純作業」にする

マルチタスクを
混乱する〜
えーと次はどれだっけ
シングルタスクに
コレだけに集中
1
2
3
4

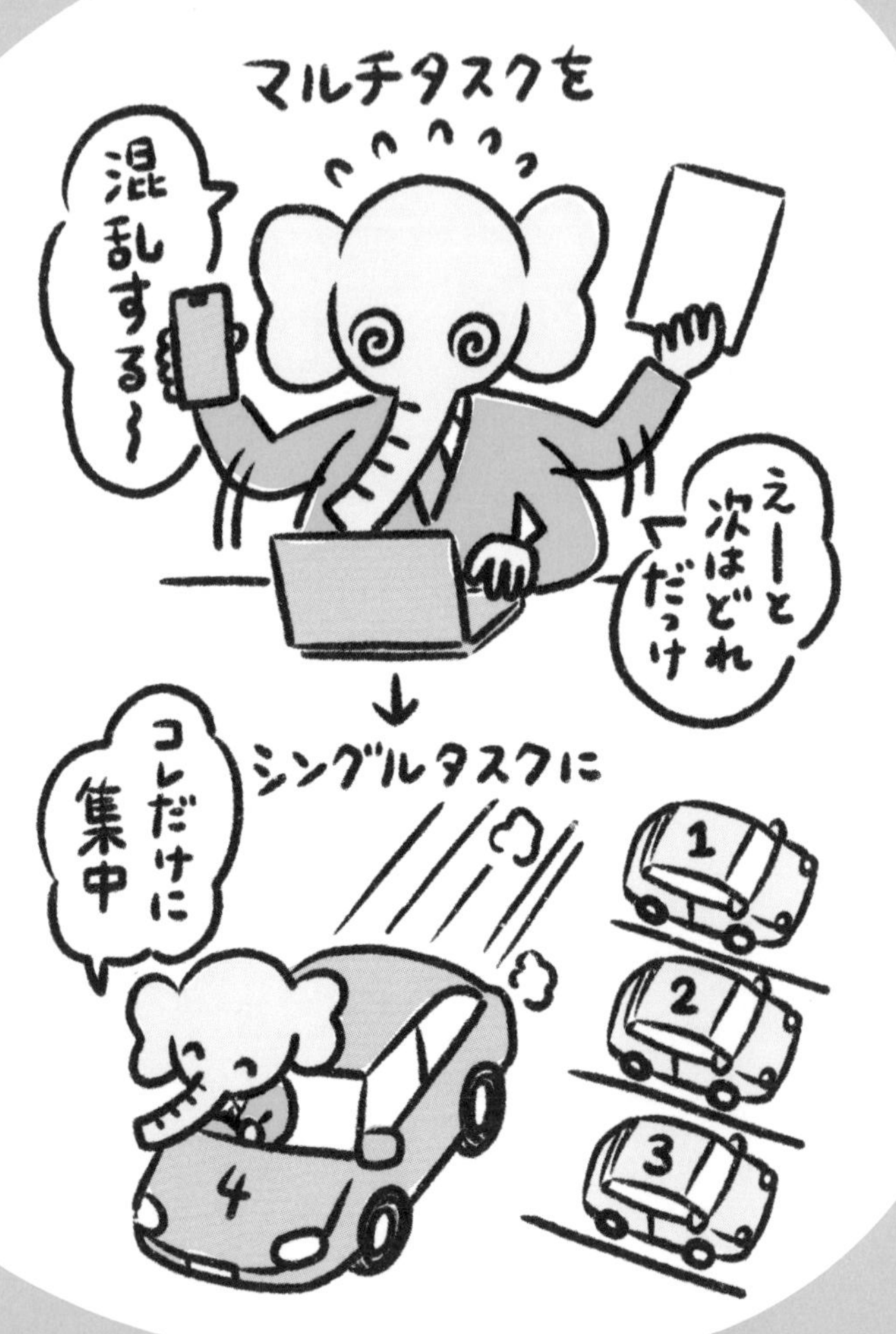

業務量が多くなってくると頭がまわらなくなり、プチパニックになってしまった経験はないでしょうか？　特に同時期の締め切りを複数抱えていたりすると、どうしても同時並行で作業を進めざるを得なくなり、結局どこから手をつけていいかわからなくなってしまいますよね。

業務効率を考えれば、同時並行で作業をすることはおすすめできません。業務は1つ1つを一点集中でこなしていくことが結果的には最も効率が良いのです。

タスクを丁寧に整理して、1つずつがなるべく単純作業になるように分解してみましょう。その上で業務を確実にこなすようにしてみましょう。

言い換えると、マルチタスクはやめて、シングルタスクで業務をこなしてみましょう。

では、なぜシングルタスクで業務をこなすことが最も効率的なのでしょうか？

マルチタスクとは、一度に2つ以上の作業を同時並行で行うことを意味します。ですが、マルチタスクで実際に作業ができていることは、極めて限定的であることがわかっています。マルチタスクの生産性についての研究は1960年代から行われていますが、複数の研究結果としても、生産性が下がることが指摘されています。

残念に感じるかもしれませんが、そもそも人間の脳はマルチタスクで処理を行えるようにはなっていないのです。

もしかすると、複数の業務を同時に処理していると主張する人はいるかもしれません。ただし、それは実際にはシングルタスクを頻回にスイッチして、擬似的にマルチタスクをこなしていると感じているに過ぎないのです。

マルチタスクが生産性を落とす理由は、実質的にシングルタスクの切り替えに過ぎないため、その切り替えのたびにパフォーマンスがリセットされてしまい、再びパフォーマンスが上がるまでの時間が非効率になってしまうからです。

それでは、シングルタスクで作業をこなすためには、どのような点に気をつければよいのでしょうか？　まずは1つのタスクに取り組み出したら、他のことは一切気にせずに一点集中で進めていくことが重要です。

一旦業務を進め出すと、他の業務のことも気になってしまう移り気な性格の方もいるかもしれません。そのような時には、パーキングロットと呼ばれる思考を活用しましょう。

パーキングロットとは駐車場のことですが、要は目の前の業務と関係のない割り込みは、一旦傍においておくことを意味します。具体的には、情報はメモなどの外部装置に残し、目の前のタスクが終わった後に処理する習慣に切り換えましょう。

タスクによっては、他の人が関わっているなどの理由で、どうしても作業を中断せざるを得ない時もあるかもしれません。その場合でも、再開する時にすぐに戻れるように、再開しやすい状態に整理してから一旦中止するように意識してみましょう。

HINT 21

周りに頼れなくて1人で悩んでいる時、雑談でもよいので隣の人に話しかけてみる

課題
まいったなー
どうしよう
ねえ
白黒って得だよね
そうだね
クールでカッコイイとか言われるよね

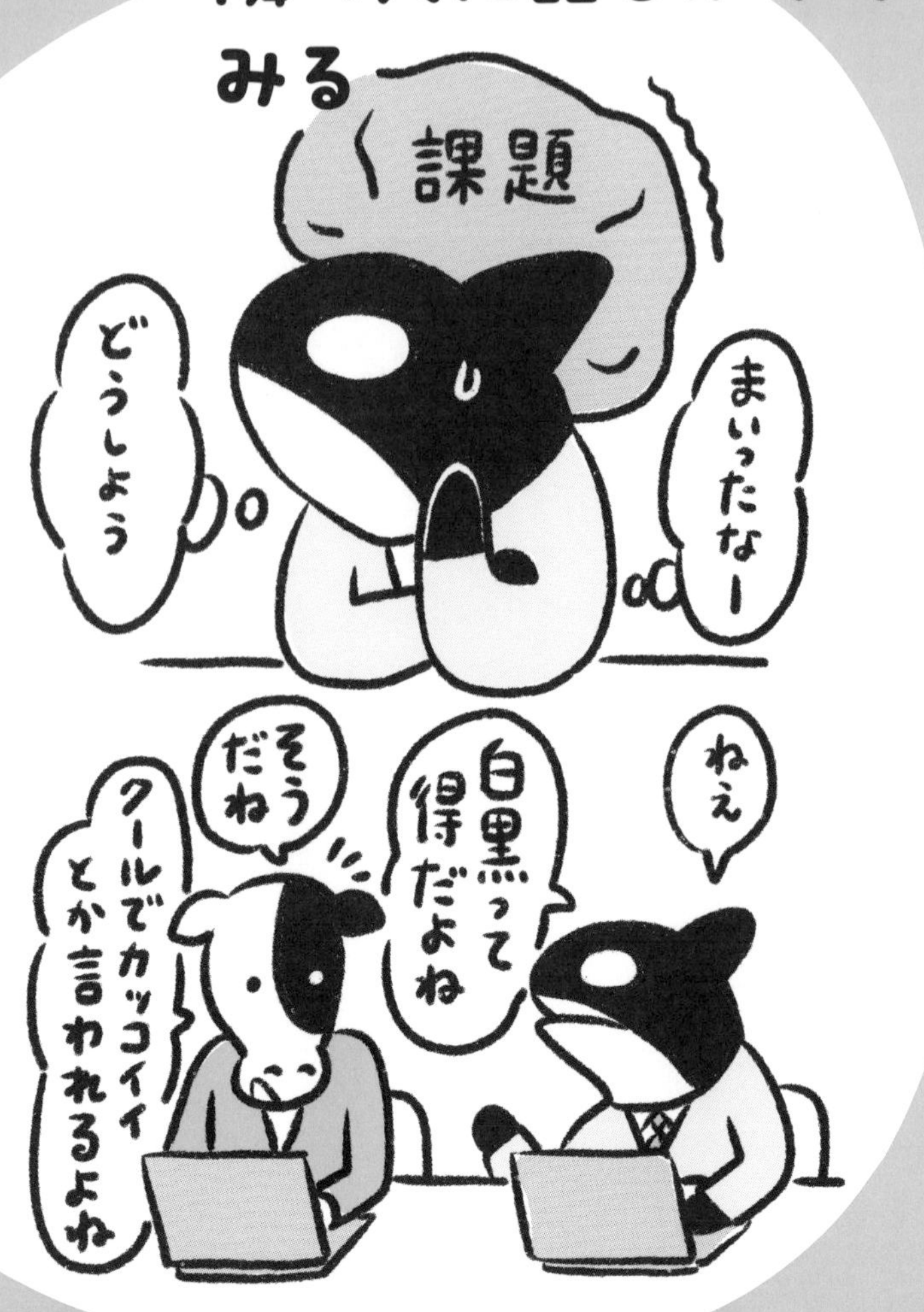

クライアントとトラブルになってしまい、どのように先方と対話すべきか悩んだ場面を想像してみてください。相談できる相手がいなくて1人で抱え込んでしまうことを考えるだけで、心に重りがのしかかったような気分になるかもしれません。

もしかすると、相談できそうな相手はいても、相手に迷惑がかかると思って遠慮してしまい、結局相談できないという場合もあるかもしれません。

もちろん、自分で考えることでなんとか課題を解決できればよいのですが、1人で抱え込んでしまった挙句に、何も進展が得られなかった場合などは、余計に気分が落ち込んでしまいますよね。

もし周囲に相談できないと悩んでしまった際には、**とにかく雑談でもよいので隣の人に話しかけてみましょう。**それだけでも気持ちが少し楽になるはずです。

それでは、会話をすることの効果について考えてみましょう。

安心感を与えてくれる、やる気が出る、幸せな気持ちになる、といったさまざまな感情表出の際には、脳内からホルモンが産生されます。具体的にはセロトニン、ドーパミン、ノルアドレナリンなどがこれにあたります。

実は、会話をするだけでも前述のようなホルモンが脳内で産生されるのです。そのホルモンの名前は、オキシトシンと呼ばれています。一般的には授乳の際に母乳の産生に寄与しているホルモンとして知られていましたが、スキンシップでも産生されることが判明しました。

さらに、身体的な接触だけでなく、社会的コミュニケーションとしての良い人間関係の構築や会話などでもオキシトシンは産生されることがわかってきました。

隣の人に話しかけてみることで、あなたの感じていた負の感情が軽減するのは、オキシトシンが分泌されるからだということになります。

ただし、会話をすることの効果があっても、何も悩みが解決しなければ意味がないと思う人もいるかもしれません。ですが、ここで考えてみてください。そもそもあなたはなぜ悩むのでしょうか？

身も蓋もない結論と感じるかもしれませんが、**悩む理由の多くは、どれだけ考えても答えが出ないから**でもあります。

であれば、**悩んでも解決しないことについては、悩むことを一旦やめるという思い切りも必要**なのです。答えが得られるかどうかを問わず、まず隣の人と雑談をしてみるという行動を促した理由は、そこにあるのです。

もし悩むことがあった時には、ほんの少し冷静になって、今考えていることが答えの出る可能性のあることかどうか、判断してみてもよいのかもしれません。もし答えが出ない問題なのであれば、そのことをすっぱりと切り離すためにも、隣の人に話しかけてみて、あなたの心をケアすることに努める方がよほど有益なのです。

HINT 22

思考力を要するタスクは1日のゴールデンタイムに集中して取り組む

コケーーッ
朝型
ウッキーー
中間型
夜型
夜のほうがはかどりますね
みんなちがってみんないい

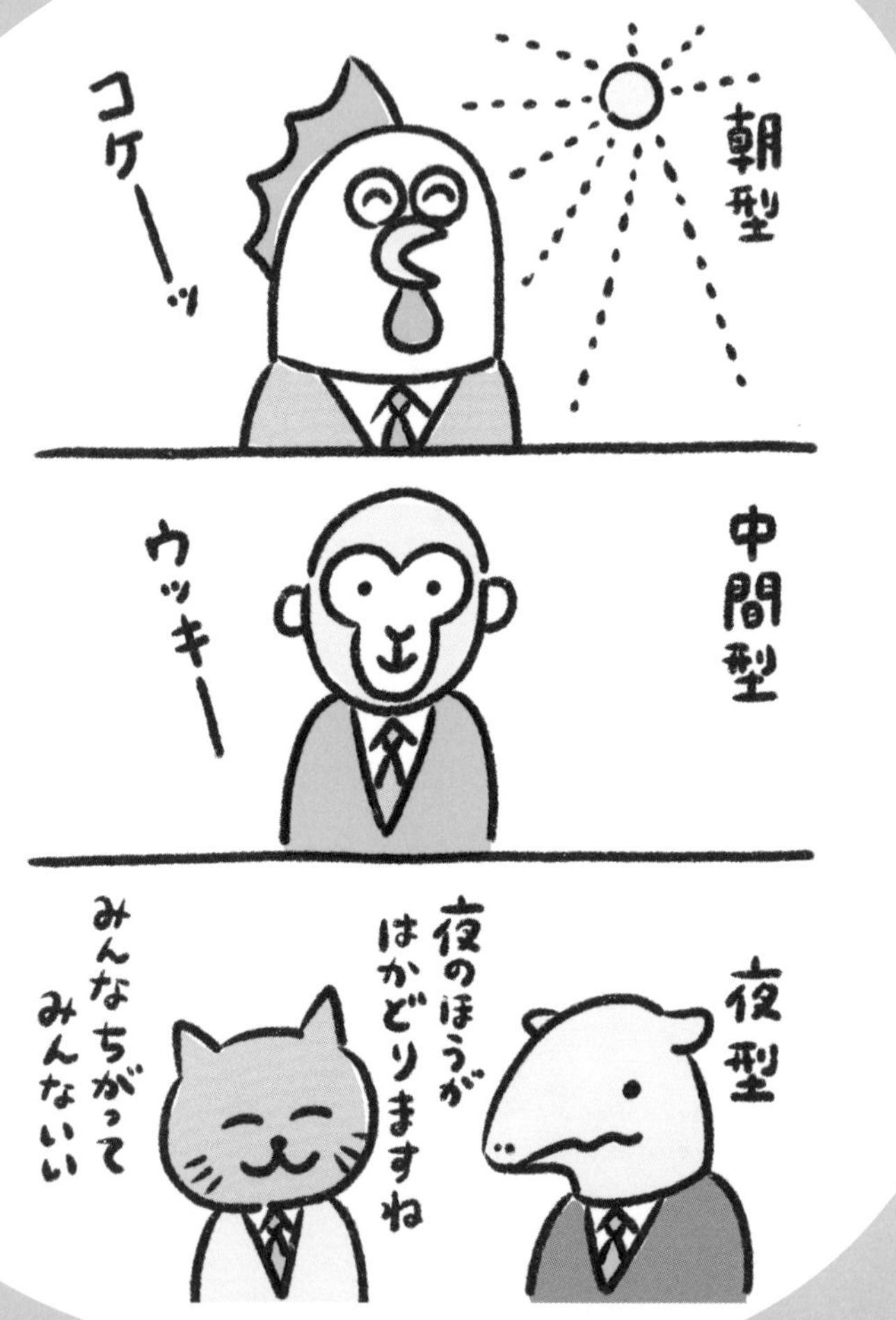

出社日の1日の過ごし方を振り返ってみてください。始業から終業まで、常に同じ集中力を維持できる方はいますか？　はいと言える方は少ないのではないでしょうか？

だとすれば、メリハリのある仕事のやり方が効率的であることは、なんとなく理解が得られると思います。ですが、実際問題としては多くの方が、出社してから目の前にある仕事を盲目的に片付けているのではないでしょうか。

人には集中できる時間帯があります。その時間帯をうまく活用できるような業務の仕分けや整理をすることが、高い生産性には必要となります。

まず、今日からやるべき業務を整理してみることをおすすめします。その上で、あなたにとって最も高いパフォーマンスが得られる時間帯に、思考力を要する高度なタスクをまとめることを考えてみましょう。

例えば、あなたにとって集中できる時間帯が午前中であれば、午前中は思考力を要するタスク、午後は単純作業をかためて行うようにしてみましょう。

ところで、ここでは午前中が最も高いパフォーマンスが得られる時間帯だという前提でお話をしましたが、あなたの場合、最も集中できる時間帯はいつでしょうか？ もしかすると、夕方以降の方が集中できると感じている方もいらっしゃるのではないでしょうか。

昨今の研究で、**必ずしも全ての人が午前中に高い集中力が得られ、かつ生産性が上がるわけではない**ことが明らかになりました。

朝型や夜型という睡眠習慣には、遺伝的側面が見られることがわかっています。この遺伝的に決まっている睡眠習慣のことをクロノタイプといいます。自分のクロノタイプを知ることで、最も集中できる時間帯がある程度わかるようになります。クロノタイプを「朝型」「中間型」「夜型」に分類すると、諸説ありますが、概ね30％、40％、30％であることがわかっています。

例えば、夜型のクロノタイプを有する方が無理に早起きを心がけようとすると、むしろ生産性が低くなる可能性があることが指摘されています。夜型のクロノタイプの人は、夕方から夜間に最もパフォーマンスが上がる傾向があるとされています。

早起きは三文の徳という言葉があります。早起きをすると健康だけでなく、学業や仕事もはかどり、三文（わずかな金額）でも得しますよ、という意味です。社会的に成功している人たちの言葉として、早朝から活動することのメリットはよく言われます。ですが、実は早起きをしたから社会的に成功できたのではなく、社会的に成功している人に早起きをしている人が多かったのかもしれないのです。これを生存バイアスと言います。

昨今はリモートワークやフレックスタイム制などの多様な働き方が可能になりつつあります。言い換えれば自分の最も生産性の高い時間帯に働ける可能性が高まったとも言えます。自分のベストパフォーマンスの得られる時間帯をしっかりと把握した上で、そこで高度なタスクをこなす習慣を構築するだけで、周囲よりも高いパフォーマンスを出すことができるかもしれません。

HINT 23

今日の会議の気が重い時、「大丈夫」と10回つぶやいてみる

ドキドキ
今日のプレゼン
嫌だなあ…
ダイジョーブー!!
ダイジョーブー!!
元気が出てきたぞ!!

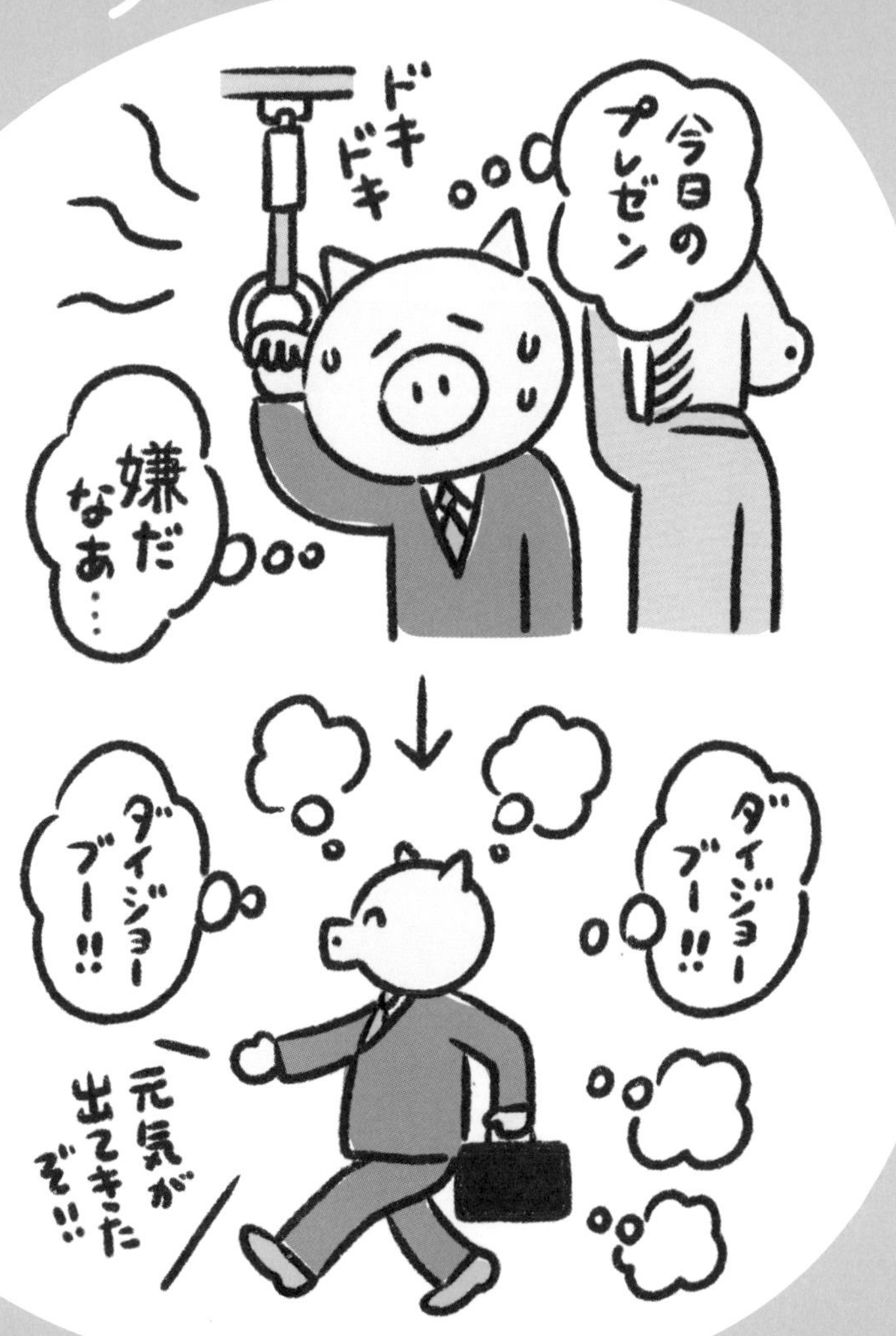

重要な会議でプレゼンテーションを担当することになっている、そんな当日の朝のことを想像してみてください。

もし積極的な議論などを想像して、ワクワクした気分であなたが会議に臨めるのであれば、何も問題はありません。会議を楽しんできてください。ですが、この後の会議のことを想像して、気分が晴れない、お腹が痛い、胸がドキドキして止まらない、といった方が現実には多いのではないでしょうか？

人によっては、気難しい上司が会議に出席することを想像したり、厳しい指摘がなされることを考えたりするだけで、逃げ出したい気持ちになるかもしれません。

そういった時には、試しに「大丈夫」と10回つぶやいてみましょう。それだけであなたの心はつぶやく前と比べれば随分と軽くなるはずです。

では、「大丈夫」と10回つぶやいてみることの効果について考えてみましょう。

あなたは独り言をつぶやきますか？　つぶやくと答えた人は、1日に何回つぶやいているか考えてみてください。

まず、独り言をつぶやくこと自体について、心配している人もいるかもしれません。独り言をつぶやいている人を街中で見かけた際には、精神的に不安定なのかなと心配してしまうこともあるでしょう。ですが、独り言自体は、心理学的見地からは全く問題はありません。ご安心ください。

実は、言葉で発する独り言も含めて、自分の心の中で語りかけることをセルフトーク・インナートークと言い、誰もが行っていることなのです。しかも、人は1日に4万回ものセルフトークをしているとも言われています。さらに驚くべきことに、セルフトークは学業や業務のパフォーマンスにも影響をもたらし、**セルフトークがポジティブであると、高いパフォーマンスにつながる**ということが明らかになっています。

これまで、自分自身のセルフトークの内容について、意識して向き合ってきた人はほとんどいないのではないでしょうか。まずはセルフトークの存在を自覚し、その存在を意識することが第一歩になります。

その上で、あなたのセルフトークがどのような内容か、思い出せるだけ思い出してみましょう。もし、「疲れた」「面倒くさい」「嫌だ」などのネガティブな言葉ばかりであれば、今日からポジティブな言葉に切り替えてみましょう。

人は無意識下では、どうしてもネガティブなセルフトークになりがちですから、落ち込む必要はありません。まずは単語レベルから、ポジティブなセルフトークに切り替えていき、徐々に文章も変えていけばよいのです。その第一歩として、「大丈夫」というポジティブワードを10回つぶやいて自分自身にその言葉を浴びせてみるのです。周りに人がいて、言葉を発することに抵抗感がある場合は、自分の心に10回語りかけるだけでも構わない、ということも理解できると思います。

最終的には1日に4万回のセルフトークを、ポジティブワードで埋め尽くしましょう。

HINT
24

会議やプレゼンの前には「これだけは言いたい大事な意見」を紙に書いて持ち込む

紙だけど
食べないようにしなきゃね
モシャ
モシャ
絶対に言わなければ
メモ
つまりは—
ちら
よし! 言いたいこと言えたぞ

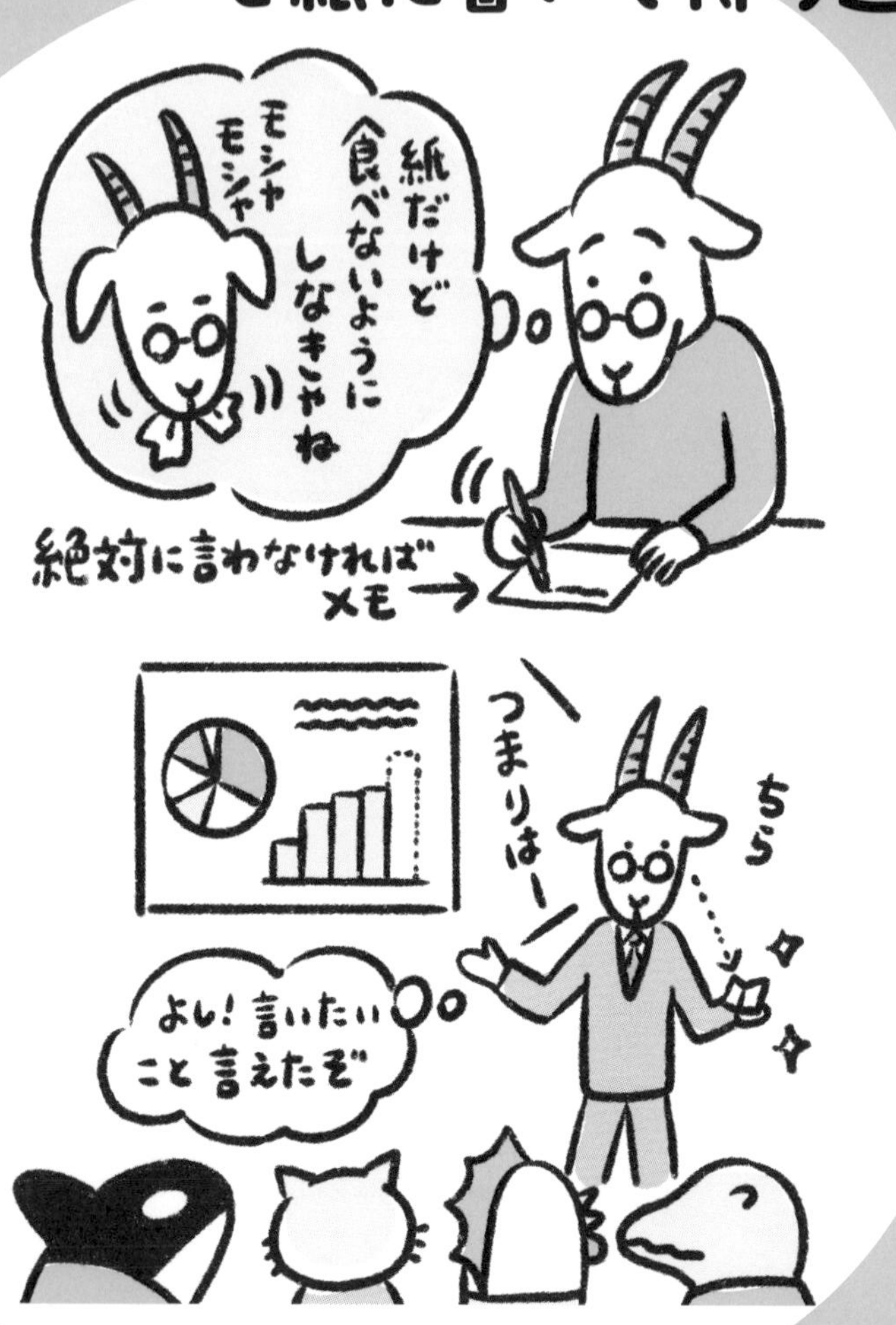

もし、重要な会議でプレゼンテーションを任された際には、あなたはきっと十分すぎるくらいに準備をして臨むでしょう。でも、十分に準備をしたにもかかわらず、実際のプレゼンテーションの場に立った途端に緊張したり、途中で厳しい指摘をされて一気に頭が真っ白になったりした、という苦い思い出はないでしょうか。

そういった苦い体験を克服するために、**小さなメモに「絶対に言わなければならない意見」を書き出して、会議やプレゼン会場に持ち込む**ことをおすすめします。

そもそも、なぜ人は会議やプレゼンで緊張したり、動悸や腹痛が生じたりしてしまうのでしょうか？

人は人前に立つと、否定されるかもしれない、指摘されるかもしれないと感じて防衛本能が働きます。このような時には、興奮する時に分泌されるノルアドレナリンというホルモンが産生され、交感神経も優位に働きます。交感神経が働くことで、動悸や発汗、震えなどの身体症状が生じるのです。つまり、**緊張して動悸や腹痛が生じることは、生理的に**

は適切な状態ということになります。

言い換えれば緊張とは、会議という舞台に臨むための臨戦態勢であり、適度に緊張しているからこそ感覚が研ぎ澄まされ、良いパフォーマンスが出せるとも言えます。そういった意味では、あなたの緊張は適切な状態であり、むしろ受け入れるべきものであると考える必要があります。

とはいえ、緊張した状態では、とてもではないが会議やプレゼンテーションをスムーズにこなせない、という方もいるでしょう。ここで、**会議やプレゼンテーションの目的を改めて考えてみると、少し楽な気持ちで乗り切れる**かもしれません。

そもそも良い発表・プレゼンテーションとは何なのでしょうか。それはスラスラと詰まることなく、話せることなのでしょうか？　もしくはきれいなスライドを作ることなのでしょうか？　おそらくそうではなく、**もっと本質的な目的があるはず**です。

例えば、上司に企画を説明することで、その企画に取り組むための決裁をもらうことや、事業の四半期の報告をすることで、適切な評価や今後の方針の指示を受けることなのではないでしょうか。

そこで、冒頭に説明したように、「最も言いたいこと」を紙に書いて持ち込み、その点だけは必ず説明することをおすすめするのです。ただし、最も言いたいこととはあなたの自己満足ではいけません。**その内容は相手が最も聞きたいことであり、あなたが伝えなければならないこと**である必要があります。

人によっては原稿を作って本番に臨もうと考える人もいるかもしれません。ですが、一言一句間違えないように文章を話そうとすると、そちらに意識が集中しすぎてしまいます。初めのうちは心許なさを感じるかもしれませんが、その際も要点のみをまとめた簡潔な原稿を準備して、臨んでみることをおすすめします。細かな言葉遣いなどは、その場で臨機応変に考えてもよいことと割り切りましょう。

HINT 25

タスクを抱え込んでつらい時、「次からの3つのお願い」は断ってみる

今日の飲み会来ない？
えっ
また!?
↓
???
無理っス
でも誘ってくれて嬉しい
先日は手伝ってくれて助かりました
来週なら行けるのですが…

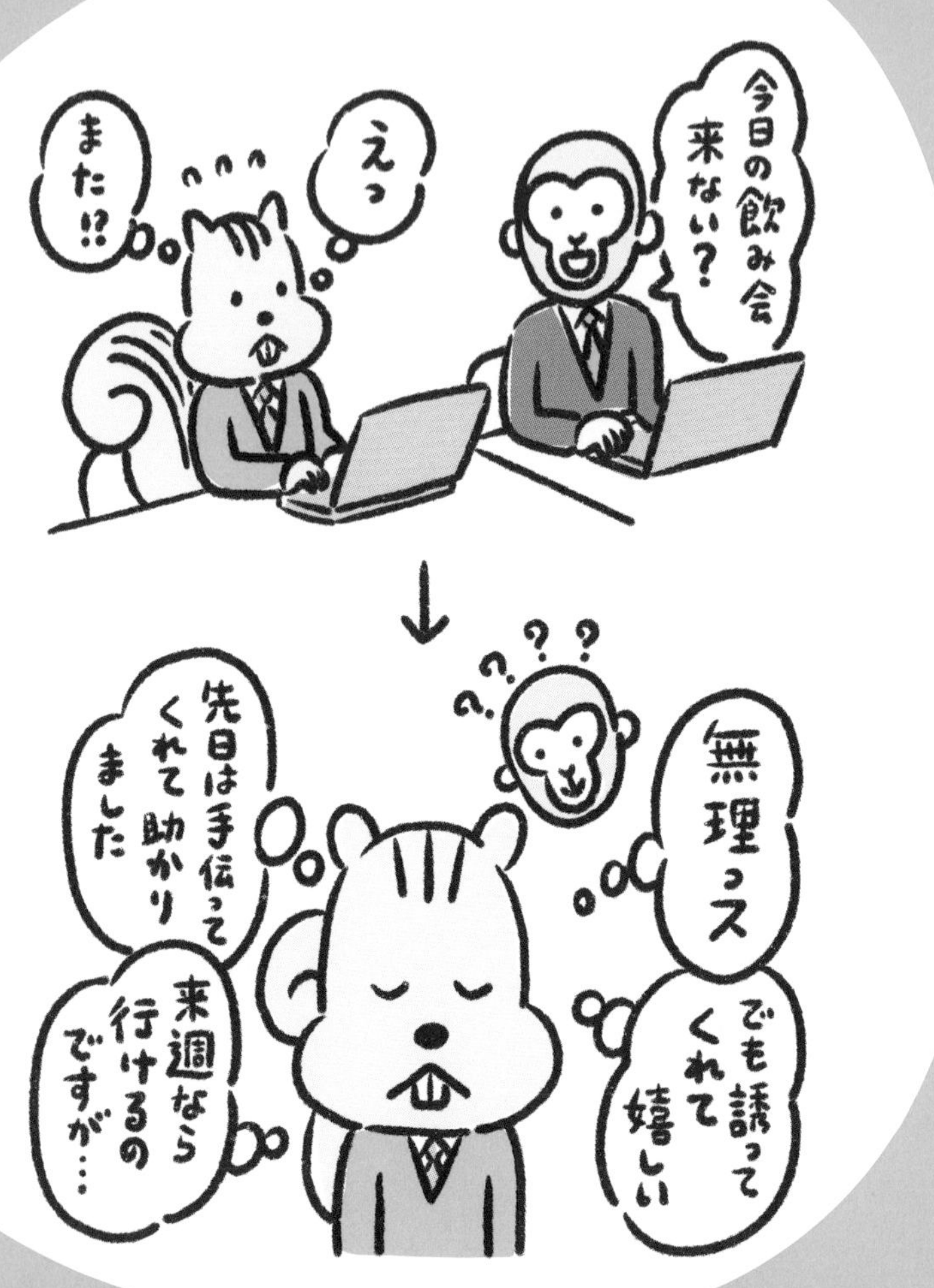

あなたは自分が嫌なことややりたくないことに、はっきりとノーと言えますか？ もしきっぱりとノーと言える人は、このテーマについては心配はいらないかもしれません。ですが、多くの方はそうではないと思います。

例えば、食事や飲み会の誘いを1回断った手前、次も断るのが心苦しく、2回目の誘いは無理をしながら参加したという経験をお持ちの方は多いのではないでしょうか。仕事の場面においても、自分の業務で精一杯にもかかわらず、上司や先輩からの依頼を断れなくて、業務を過剰に抱え込んでしまった苦い思い出がある方もいるのではないでしょうか？

無理をして参加した食事でストレスを抱えたり、追加の仕事を背負った挙句に本来の業務まで進捗が遅れたりしたら、目も当てられないですよね。

そのような経験をお持ちの方はまず「次からの3つのお願い」を断ってみることから始めてみましょう。

実際に断ってみると、あなたが思っていたよりは意外となんとかなるという体験が得られるでしょう。

自分から何かを相手に求める際は、断られる可能性も選択肢の1つとして考えるのではないでしょうか。それにもかかわらず、あなたが相手から何かを求められる側に立った途端、相手は断られることを想定しているはずはないと、無意識に考えてしまいがちです。

そういった意味では、**立場が変わればガラリと見え方が変わることを理解し、俯瞰的な視点を意識することが重要**なのかもしれません。

とはいえ、その場で自分が我慢すれば、相手も喜んでくれるから、それでいいのではないかと考える人もいるでしょう。もちろん、その場だけをうまく乗り切ることを考えれば、あなたが大幅に譲歩して、無理な求めに応じるという選択肢もありなのかもしれません。

ただし、**相手との関係性を中長期的に考えるのであれば、無理なものは無理だとはっきり主張した方がよい**のです。

アサーションと言われるコミュニケーション技法における分類の中で、自分を押し殺して無理をするコミュニケーションは、ノンアサーティブと言われるものになります。相手のお願いに対して、対立を避けるために自分よりも相手を優先する自己表現となり、あまり望ましくないコミュニケーションと考えられています。

ここまで譲歩をやめて断ることの必要性を説明しましたが、**断り方にも工夫は必要**です。その工夫のやり方についてもアサーションの技法の中に答えがあります。

アサーションではまず、状況を丁寧に描写することが大事だと言われています。例えば、飲み会に誘ってくれた事実、自分に業務を依頼してくれた事実について描写をした上で、その事実についての感謝の気持ちを表現するとよいでしょう。

次に、自分がその依頼を受けられない理由についてはっきりと説明した上で、あなたが無理なくできる代替案を提案してみましょう。この順番を守ることで、あなたはよりスマートで関係性を壊さない断り方ができるようになります。

HINT 26

午後もパフォーマンスを維持したい時は、昼食後に机でつっぷ寝をしてみる

zzz…
集中力 記憶力の向上
ストレス軽減
午後もガンバルニャン

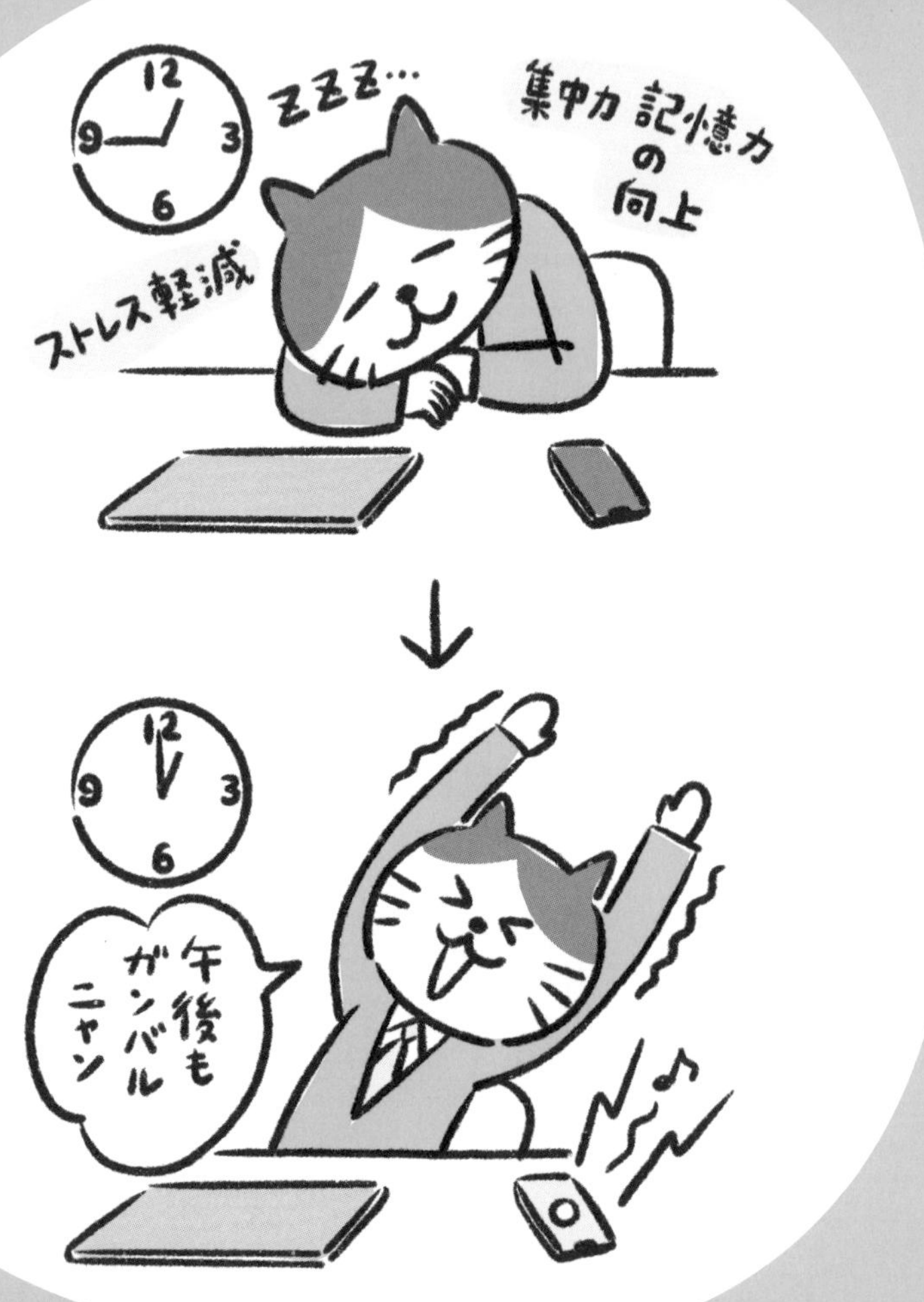

もし、1日を通して常に最高のパフォーマンスを出し続けることができれば、理想的ですよね。ですが、現実的にはそれは難しいのではないでしょうか？　午後になるとガス欠状態になってしまい、パフォーマンスがガクンと落ちてしまうと感じている人も、多いのではないかと思います。

そんな時には、**昼食後に15分から30分の昼寝をとるようにしてみましょう。昼寝の後はスッキリして、再び良好なパフォーマンスを発揮できることでしょう。**

では、お昼の短時間睡眠でなぜパフォーマンスが改善するのか考えてみましょう。

良い睡眠のとり方として、厚生労働省からは「健康づくりのための睡眠指針２０１４」というものが提唱されています。この指針の中でも、午後の睡眠は推奨されており、「午後の早い時刻に30分以内の短い昼寝をすると、眠気による作業能率の改善に効果的」と公表されています。

お昼にごく短時間の昼寝をとることを、別の言い方でパワーナップ（積極的仮眠）と言います。パワーナップは、コーネル大学の社会心理学者であるジェームス・マースによる研究によって広まりました。

パワーナップは12時から15時までのあいだに15分から30分の仮眠をとることを指します。パワーナップを取り入れることで、集中力や記憶力の向上、ストレス軽減などのさまざまな効果があると言われています。

パワーナップが効果的である理由は、ノンレム睡眠について知ればわかるでしょう。

人の睡眠はレム睡眠とノンレム睡眠に分かれています。睡眠時の眼球運動の有無がその違いとなり、眼球運動をする状態をレム睡眠と言います。

入眠直後はノンレム睡眠から始まりますが、ノンレム睡眠は4段階の深さに分かれており、段階的に深い睡眠に進んでいきます。

パワーナップは、ノンレム睡眠のステージ2の深さである比較的浅い眠りの状態であり、この状態だと脳をリセットすることができるため、覚醒した際にスッキリすると言われています。逆に30分以上の睡眠をとると、ステージ4の深い睡眠になってしまうため、覚醒後も頭がぼーっとして、パフォーマンスが低下してしまいます。

人によっては、短時間でも一旦眠りにつくとしんどくなってしまうからと、短時間睡眠をとることに抵抗感がある人もいるかもしれません。そのような心配のある人は、目を瞑るだけでも脳を休ませる一定の効果があると言われていますので、まずは目を瞑ることから取り入れてみてはいかがでしょうか。

スペインでは、お昼に3時間くらいの休憩をとるシエスタという習慣があります。パワーナップの話を聞いて、シエスタを想像した人もいるかもしれません。ところがシエスタは、スペインにおいて近年は廃止方向にあるそうです。その理由は、経済的なパフォーマンスの低下や、終業時間が遅くなってしまうことのようです。リフレッシュは大事ですが、パワーナップ程度にほどほどがよいということなのかもしれません。

HINT 27

それでも行き詰まって一向に進まない時は、今日はあきらめて明日もう一度取り組む

うお〜〜〜!!
あいつまわり見えてない
一旦あきらめる
そうでもない
重要
記憶が整理される
z…

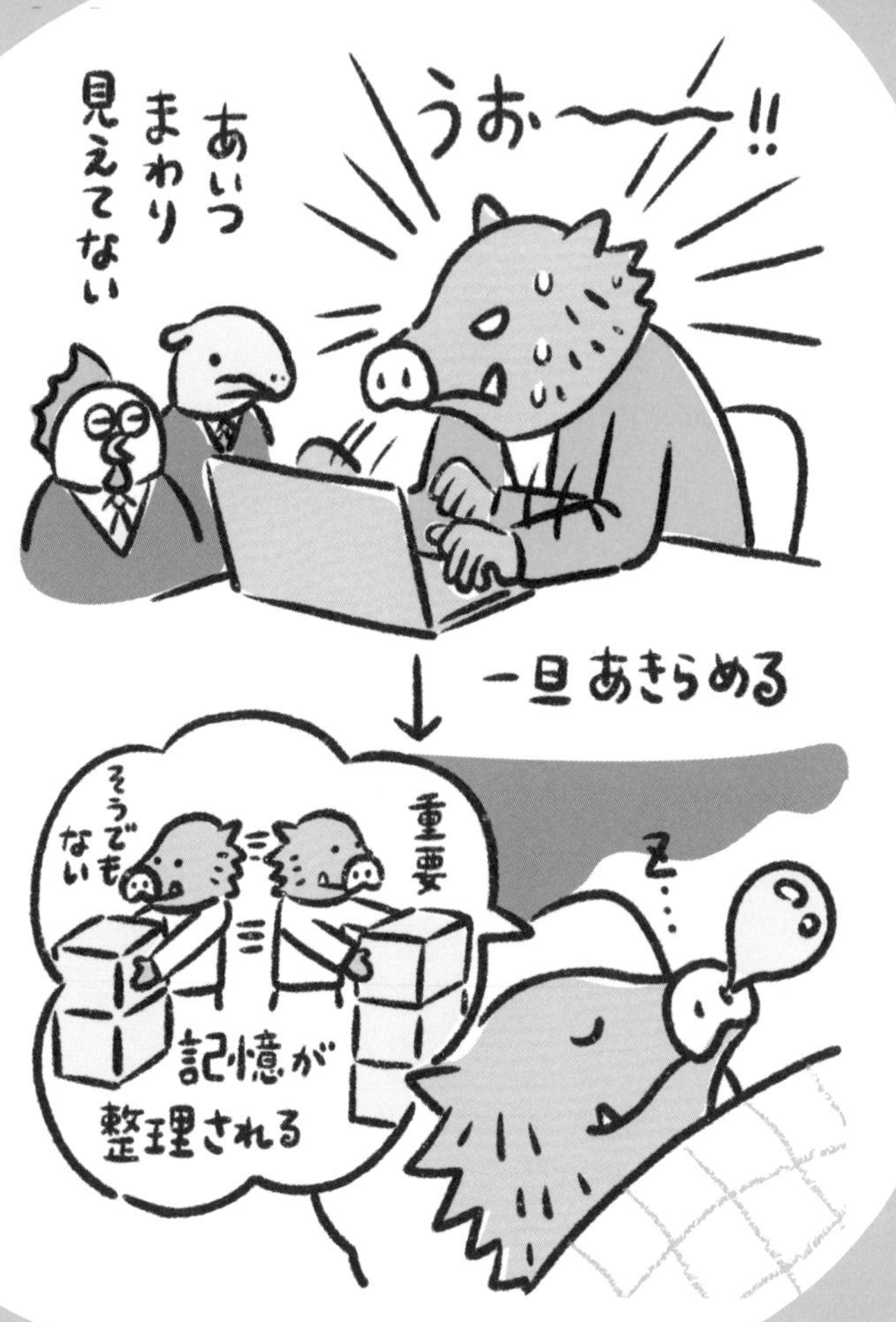

これまで、業務上のパフォーマンスを上げるためにさまざまな取り組みを提案してきました。しかし、これらの取り組みを試してみても、パフォーマンスの改善が得られずに、業務が遅々として進まないこともあるかもしれません。

そのような時には、思い切って今日はその業務をやめてみましょう。その上で、明日もう一度リセットした気持ちで取り組んでみることをおすすめします。

それでは、作業が行き詰まった際に一旦リセットする効果について、考えてみましょう。

基本的には、生産性の観点から、タスクはシングルタスクで一点集中して進めていくことが大事であると説明しました。しかしながら、業務が行き詰まった場合には、その限りではありません。

順調にタスクの処理が進んでいる際には、良い心地を覚えることもあるでしょう。その段階では、脳内ホルモンの1つである、アドレナリンと言われるホルモンが出ています。

人が興奮した際に産生されるアドレナリンが分泌された状態とは、交感神経が優位になり、臨戦態勢に入っている状態です。そのため、良い心地を感じて高揚感を覚えるのです。

ですが一方で、**その状態では視野狭窄に陥り、盲目的になっている可能性も考えなければなりません。**テンションが上がっている時には、周囲の様子にまで冷静な考えが及ばないことは、あなたも想像ができるのではないでしょうか。そのような状態で行き詰まってしまうと、俯瞰的な視点が得られませんし、そこからの状況の打破は難しいでしょう。

そのような時には、一旦その日の業務はあきらめてリセットし、サッと寝てしまいましょう。睡眠をとることで、疲労の軽減などの効果が期待できるだけでなく、記憶の整理も進むのです。

では、睡眠時にどのようにして記憶の整理は進められるのでしょうか。睡眠はレム睡眠とノンレム睡眠で構成されていることをお話ししました。眼球が運動している状態であるレム睡眠の間に、脳内に表れるシータ波と言われる波によって、海馬で記憶の形成が図られると言われています。また、深い睡眠状態であるノンレム睡眠の時にも、デルタ波と言われる波によって、記憶の固定化が進められると言われています。

つまり、日中さまざまなタスクを行う中で得られた知識・記憶を、睡眠中に整理整頓しているのです。そのため、**睡眠をとることで頭が整理された状態となり、リスタートすることが可能**なのです。

昔から「アイデアは寝かせろ」と言われていました。その理由は、睡眠をとることで学習内容や記憶を整理整頓し、ニュートラルな視点に立ち返ることができるためだったのです。

もし業務に行き詰まった時には、思い切って睡眠をとることでリセットし、俯瞰的な視点と頭が整理された状態をつくることで、リスタートしましょう。

4

終業後にさっとチルアウトして良い睡眠を得るための1分習慣

ZZZ……

あなたは、仕事が終わった瞬間に、全てのことを完全に忘れてプライベートモードに切り替え、リラックスできますか？　少し極端な例かもしれませんが、大きな会議でプレゼンテーションをやり切った後など、気分が昂っていることはないでしょうか？

朝、睡眠モードから覚醒モードに一気に切り替えることが難しいのと同様に、仕事モードからプライベートモードへ急に切り替えることも、自然に行うことは簡単ではありません。

例えば、激しい運動をした後には、クールダウンの時間が疲労回復や怪我の予防に重要です。同様に、仕事の後にもチルアウトの時間をしっかりと確保し、心と体をクールダウンさせることが、良い睡眠や翌日以降のパフォーマンスを高めることにつながるのです。

本章では、簡単にプライベートモードへの切り替えを行い、より質の高い休息を得るための方法をお話ししていきます。

HINT 28

PCやスマホは触らない、「おやすみモード」を使えば自動で通知オフにできる

前夜
なぜだかエンジンかからないな
前夜
おやすみモード
朝から
ベストパフォーマンス!!

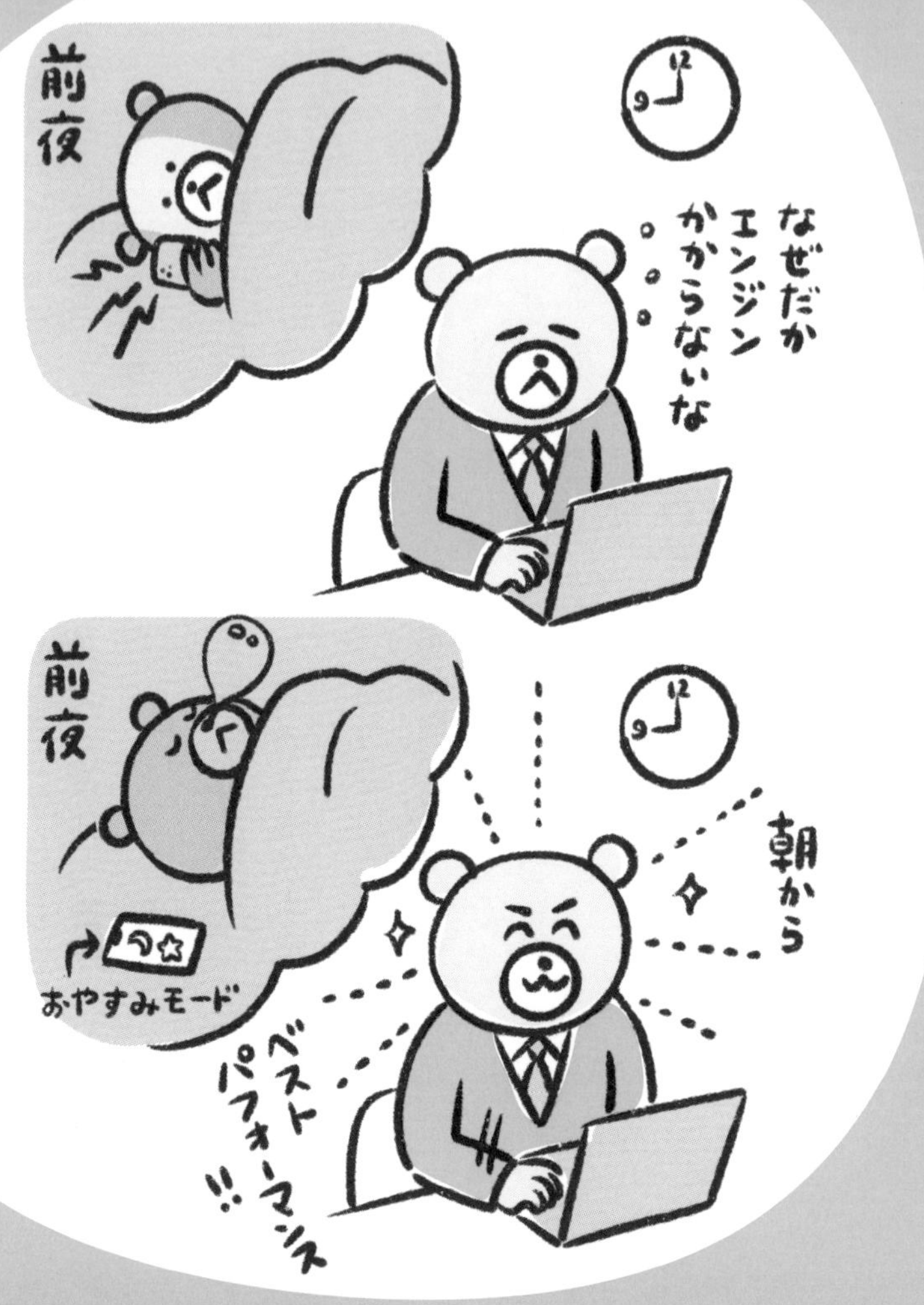

もし、1日の始まりはいつからでしょうか？　と質問されたら、あなたはどのように答えますか。私からの質問が意地悪なものかもしれない、と疑ったりさえしなければ、おそらく多くの方は当然朝だと回答されるでしょう。

確かに、日付上のその日の活動のスタートは朝かもしれません。ですが、生活リズム上のスタートラインは、むしろ朝とは考えない方がよいでしょう。

朝から最高のパフォーマンスを出すことを考えた時、朝の起床からの準備だけでよいのでしょうか。答えはノーです。正解は、朝起きた瞬間から最高のパフォーマンスを出すためには、その手前にある睡眠の質を高めることが重要です。さらに言えば、睡眠の質を高めるためには、睡眠前の数時間の過ごし方をいかに良質なものにするかが重要なのです。

生活リズムの観点からと述べましたが、プライベートとビジネスという生活時間の切り替えという意味でも、前日の夜（＝就業後）を大きな区切りとしてライフスタイルを考えた方が、実は合理的なのです。

睡眠は人生の1／3を占めていると言われます。また、体を休めるための重要な時間でもあります。それだけでなく、記憶の貯蔵を行い、頭の中を整理し、定着させる役割も担っていると言われています。

1日の多くの割合を占める睡眠時間と翌朝のスタートダッシュを、前日の夜の数時間の過ごし方が左右すると考えれば、夜の過ごし方について、今一度真剣に向き合う必要があると理解できるのではないでしょうか。

では、夜寝る前の数時間を質の良い睡眠の準備時間とするために、どのように過ごせばよいか考えてみましょう。

まずは**スマホやＰＣなどの電子機器を触らないようにする**、いわゆるデジタルデトックスをおすすめします。その理由は大きく2つあります。

1つ目は、**スマホやＰＣなどから発する光刺激は、メラトニンを抑制して睡眠の質を低**

で睡眠を誘います。

下させるからです。メラトニンは睡眠に影響する重要なホルモンであり、分泌されること

朝の太陽の光はそれまで分泌されていたメラトニンを抑えるため、覚醒度が上がり、活動モードへの切り替えが得られます。寝る前の光刺激は、それと同様のことをもたらします。つまり、夕方以降にせっかく睡眠モードに入ろうとして分泌量が増え出したメラトニンが、スマホの光刺激によって再び抑えられてしまうのです。

2つ目は、スマホやPCを漫然と触っていることで、オンオフの切り替えが一向に進まないからです。どうしても着信や通知があると気になって、夜中まで電子機器が手放せないと考える人も多いかもしれません。しかしその習慣によって、睡眠や翌朝のパフォーマンスに悪影響をもたらしています。

「おやすみモード」を使うなどの強制的な切り替えを行うことで、リラックスした質の高い夜のプライベート時間を過ごすことへの第一歩を踏み出してみましょう。

HINT 29

お風呂に入るのが億劫な時でも、布団に入る前にシャワーは浴びる

布団飛び込み禁止
一刻も早く寝たい!!
首回りや
膝裏などを温める

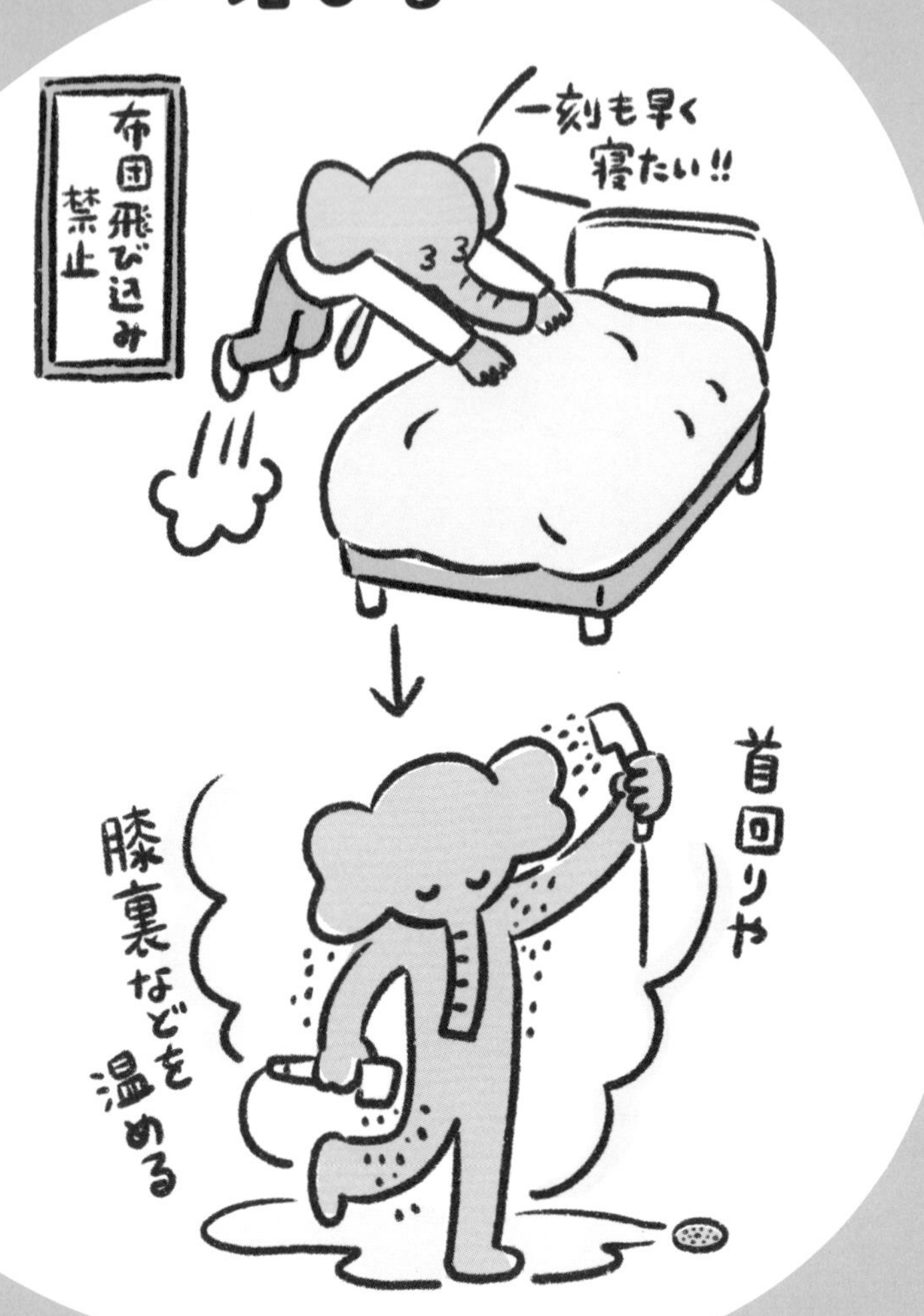

仕事で1日中動き回り、くたくたになってようやく終電近くに家に着いた時のことを想像してください。明日も仕事があることを考えると、1分でも早く布団に飛び込んで、とにかく寝たいと思いますよね。

ですが、布団に飛び込む前に、さっとで構いませんので、シャワーを浴びてから眠るようにしてみましょう。それだけで、これまでより質の高い睡眠が得られ、翌朝にはすっきりとした目覚めが得られるでしょう。

残念ながらストレスケアの観点からは、シャワー浴よりも入浴の方が効果が高いことは否めません。ですが、入浴の効能を理解し、より入浴に近い環境を得られるように工夫することで、これまでよりも効率的に質の高いシャワー浴にすることは十分可能です。

まず、入浴にはどのような効果があるのか考えてみましょう。

一番の効果として、入浴によって深部体温の上昇が得られます。その際に少しぬるめの温度で長めの入浴をすることで、より効果的な上昇が期待できます。深部体温を上げることで、血管の拡張や発汗を促し、代謝がよくなるため、体の中に溜まった老廃物や疲労物質を体外へと排出することが可能となります。

入浴によって温まった体は血管が拡張した状態であるため、入浴後は反対に熱を放出することになります。このことによって、深部体温が次第に下がっていきます。この深部体温の低下が良い睡眠につながると言われています。

また、入浴によって汚れを綺麗に落とし、清潔になることそのものが、リラックス効果をもたらします。リラックス効果は副交感神経を優位に働かせますので、良い睡眠につながっていきます。

では、シャワー浴ではどのような効果が期待できるのでしょうか。

汚れを落とすことで副交感神経を優位にすることには、入浴と同様の効果が期待できるでしょう。一方で、深部体温の上昇効果については、注意が必要です。残念ですが、入浴と比較するとシャワー浴では、深部体温の上昇は難しいことがわかっています。

もしかすると、少し熱めの温度のシャワーを浴びるとスッキリすると感じている方もいるかもしれません。熱めの温度でのシャワー浴は、体の表面の皮膚温度を急速に上昇させる効果をもたらし、交感神経が優位に働きます。それによって、一時的に気分が持ち上がった感覚を覚えるのです。

しかし、これから睡眠を控えて副交感神経優位の状態への移行を求めている時には、それはあまりおすすめできません。

おすすめの方法としては、例えば38〜40℃くらいのぬるめの温度のシャワーで、あまり強い刺激にならないようにします。そして、首回りや膝裏などの比較的皮膚が薄く、血管に近い部位にシャワーを当てることで、効率的に深部体温の上昇を促すことが可能です。

HINT 30

寝る前1時間は食事をとらない、空腹感を感じたらホットミルクを飲む

お腹
空いちゃった
ズルズル
休まらないよ
睡眠の質低下

これなら
睡眠の質も
上がりそう
♪
MILK

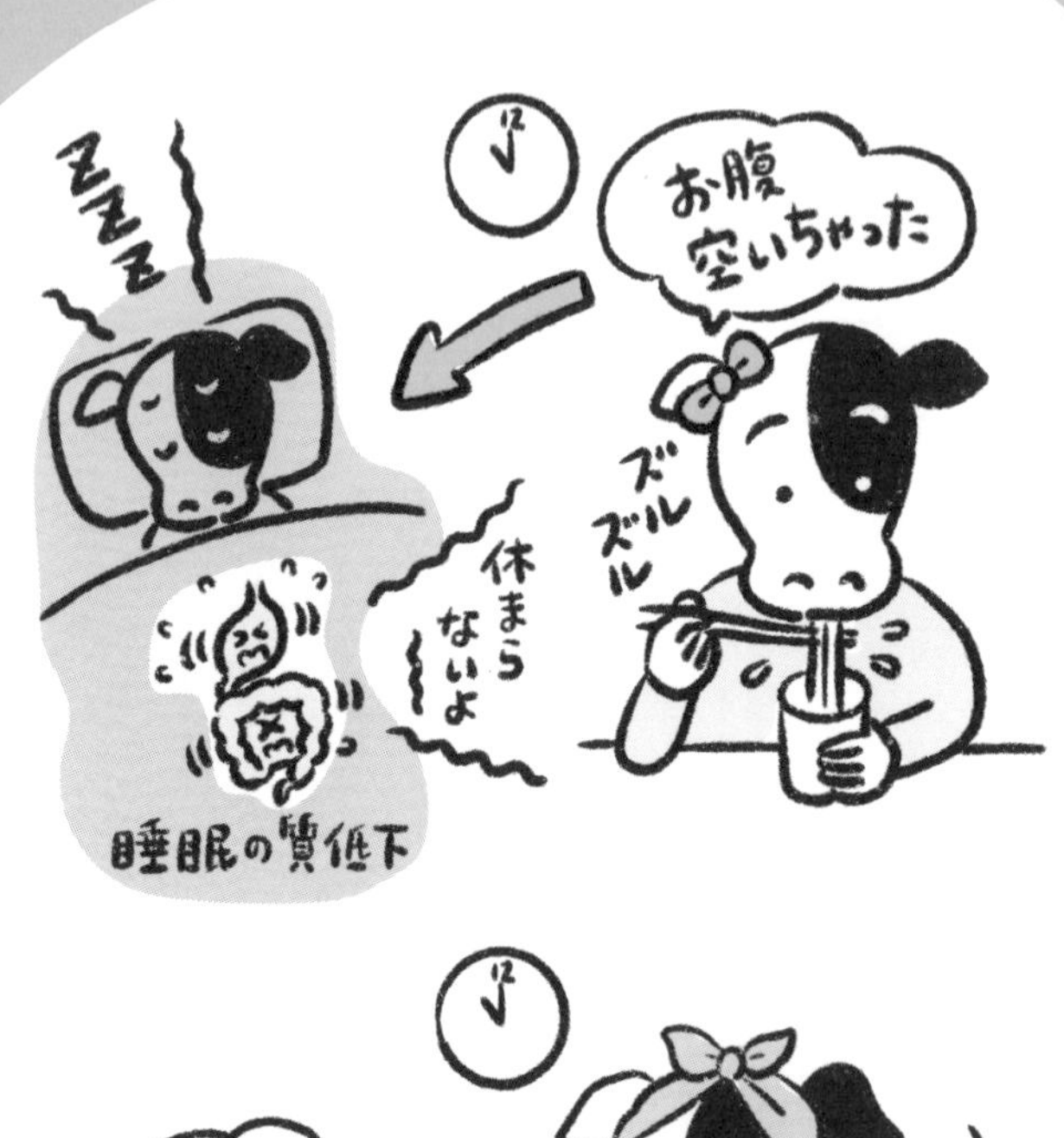

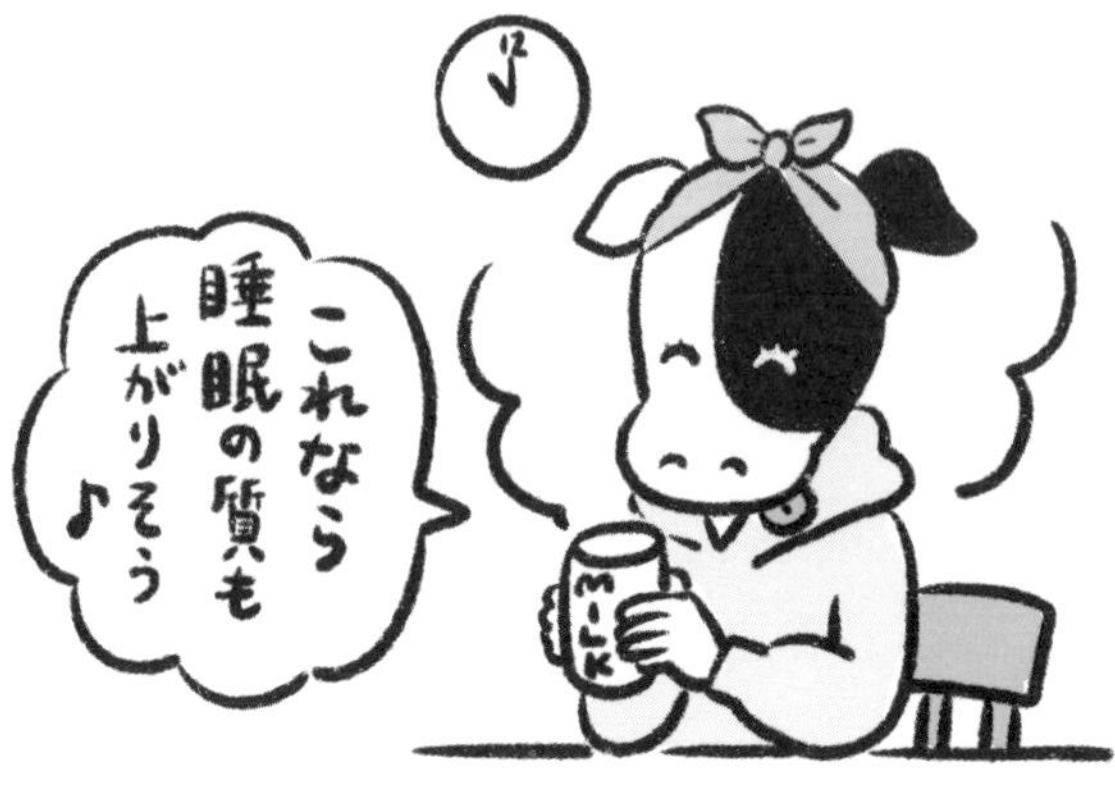

日中の仕事での疲労が重なったり、嫌なことがあったりした時に、好きなものを食べてストレス解消することは、よくあることかもしれません。

ですが、寝るための準備という点から考えると、睡眠前の食事摂取は体への負担になり、睡眠の質の低下にもつながります。

今日からは少なくとも寝る前の1時間は食事をとらないようにしましょう。もしどうしても空腹感が気になるような時には、ホットミルクを飲んでなるべく胃腸に負担をかけない形で、空腹感を解消してから布団に入ってみることをおすすめします。

それではなぜ、寝る直前の食事摂取は健康上望ましくないのか、考えてみましょう。

人によっては、深夜・もしくは寝る前にお腹いっぱい食事をした方がよく眠れると感じている方もいるかもしれません。

確かにお腹がいっぱいになると、眠くはなります。その理由として、お腹がいっぱいになると、レプチンという満腹ホルモンが産生されるからです。レプチンというホルモンは、催眠効果もあるため、お腹がいっぱいになると眠くなります。

ただし、レプチンというホルモンの本来の働きは、肥満細胞という細胞から分泌され、脳内の摂食中枢に作用して強力に摂食行動を抑制することです。脂肪が増えるとレプチン分泌量も増えるため、レプチンは体重維持に重要と考えられています。

つまり、**寝る前にレプチンがたくさん放出される状態は、寝る前に体や脳に刺激を与えて、胃腸に食事コントロールのための活動を促すことになってしまう**のです。

本来睡眠は体や頭を休めるべきものですが、その時間に胃腸が活動を求められるわけですから、これでは十分な休息は得られません。

そもそも、なぜ寝る前にお腹が空いてしまうのでしょうか？ 寝る前にお腹が空いてしまう理由として、睡眠不足自体が空腹の原因となっていることについて、知っておくとよいでしょう。

睡眠不足時には、先ほどのレプチンという食欲を抑えるホルモンが減少し、一方で食欲を増進するグレリンというホルモンが増加します。つまり、**睡眠不足が寝る前の空腹感を生み出し、寝る前の食事摂取がさらなる睡眠の質的低下につながっている、という悪循環が起きている**可能性が考えられるのです。

とはいえ、忙しくて日中に十分な食事ができなかった時など、お腹が空いてしまうことはあるでしょう。その際に摂取するものとしては、胃腸に負担にならないような、温かく低カロリーのものがよいでしょう。それもできるだけ少量であるに越したことはありませんので、よく噛んで満腹感が得られる食事がベターでしょう。

具体的には、ホットミルクやハーブティーなどの温かい飲み物や、おかゆや豆腐などの低カロリーで高タンパク質かつ満腹感が得られやすいものが挙げられるでしょう。

HINT
31

体が火照る時は、首や手のひらを冷やして深部体温を下げる

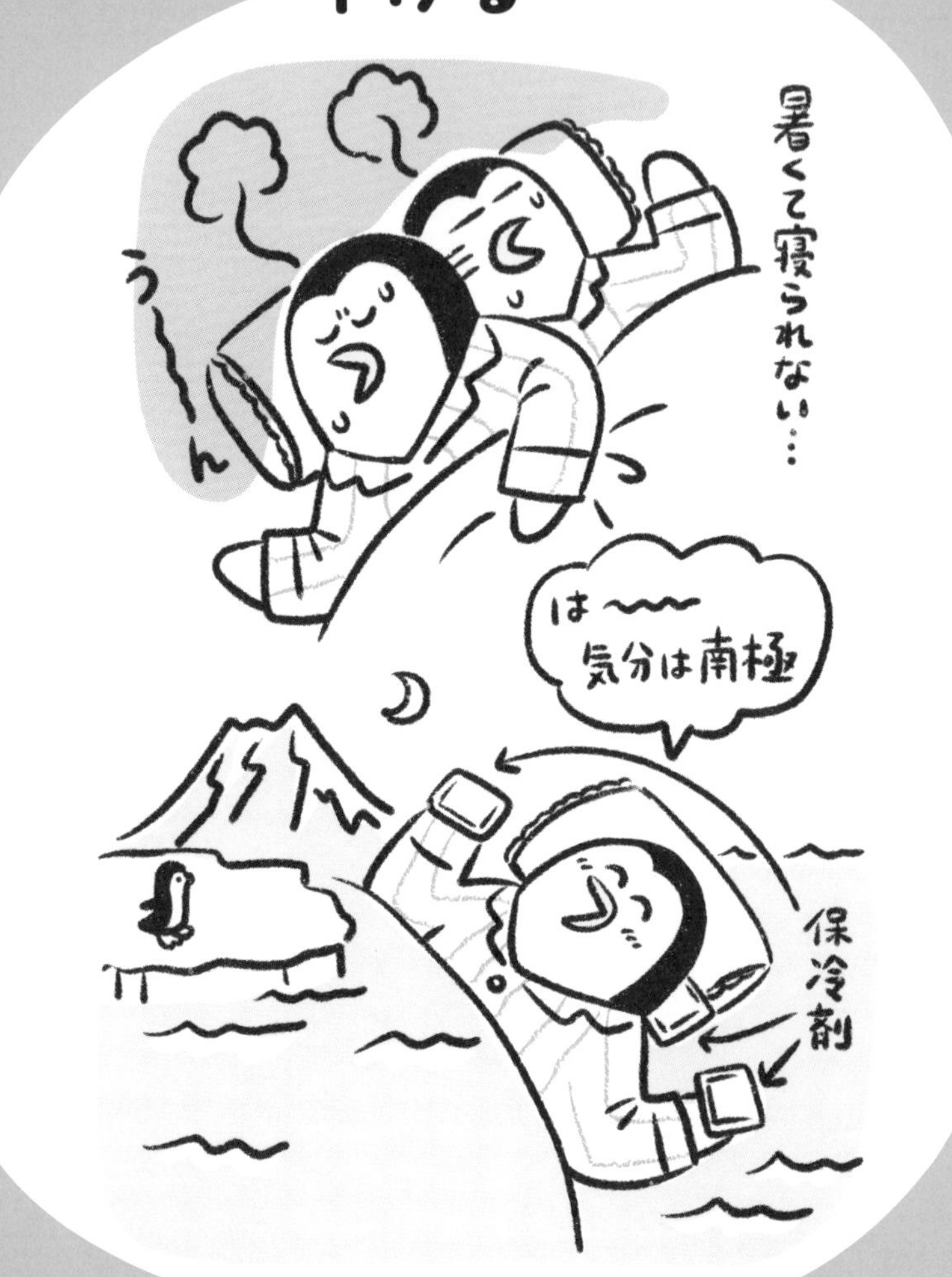

布団に入ってもなぜか体が火照ってしまい、一向に寝つけないような夜はないでしょうか？

例えば、足の裏だけに熱感があると感じる人もいるかもしれませんし、体全体が熱感を帯びて暑いと感じることもあるかもしれません。入眠時には問題なく眠れたのに、夜中に寝汗で起きてしまったことがある人もいるのではないでしょうか？

もし体が火照ってどうしても眠れない時には、首や手のひらを冷やすことで火照り感を軽減させ、入眠につなげることが可能です。

そもそも、体の火照りはどうして起きるのでしょうか？

全身の皮膚には交感神経の活動によって血管の収縮を行う、血管収縮性神経が張り巡らされています。この神経が働くことによって血液量の調整を行っています。

交感神経活動が不安定になると、血流量の調整も適切に行われなくなります。本来必要がない時に血管が拡張することとなり、それが火照り感に結びつくのです。一般的に言われる自律神経失調もこれにあたります。

ちなみに、顔面周囲には副交感神経の活動によって血管拡張を行う、血管拡張性神経も併存しています。この神経は脳が由来となっているため、大脳における精神活動と密接な関係をしていると言われています。このため、恥ずかしい、緊張するといった感情による顔面の紅潮に影響していると考えられています。

では、交感神経活動が適切に行われない状態、すなわち自律神経失調とはどのような時に生じるのでしょうか。

それは、風邪を引く、下痢をするといった身体状態の悪化、疲労感の蓄積、嫌なことや対人関係の衝突などの心理的負荷の増大、生活環境の温度変化など、実にさまざまな理由で生じます。

そのため、基本的にはそれらの原因の除去が根本的な症状緩和のための解決方法になります。

ですが、根本的な解決は必ずしも容易ではありませんし、即効性も期待できません。対症的ではありますが、首や手のひらを冷やすことは簡便で、即効性のある対処法としては有効なのです。

首や手のひら以外にもこめかみ、肘や膝の裏といった、皮膚が薄く、血管が比較的近い場所を冷やすことで、効果的に深部体温を下げることが可能です。また手のひらは、動静脈吻合と呼ばれる体温調節を司る器官が存在しますので、この部位を冷やすことも火照りを冷ますには効果が期待できるでしょう。

火照りを冷まして、深部体温が下がることで、心も体もしっかりと休息モードに入ることが可能となります。

HINT 32

頭の中を嫌なことがよぎるのであれば、1分間で書けるだけ紙に書き出してみる

1minute
そのくらい
猿でもわかるだろ
キーッ
zzz……
整いました〜

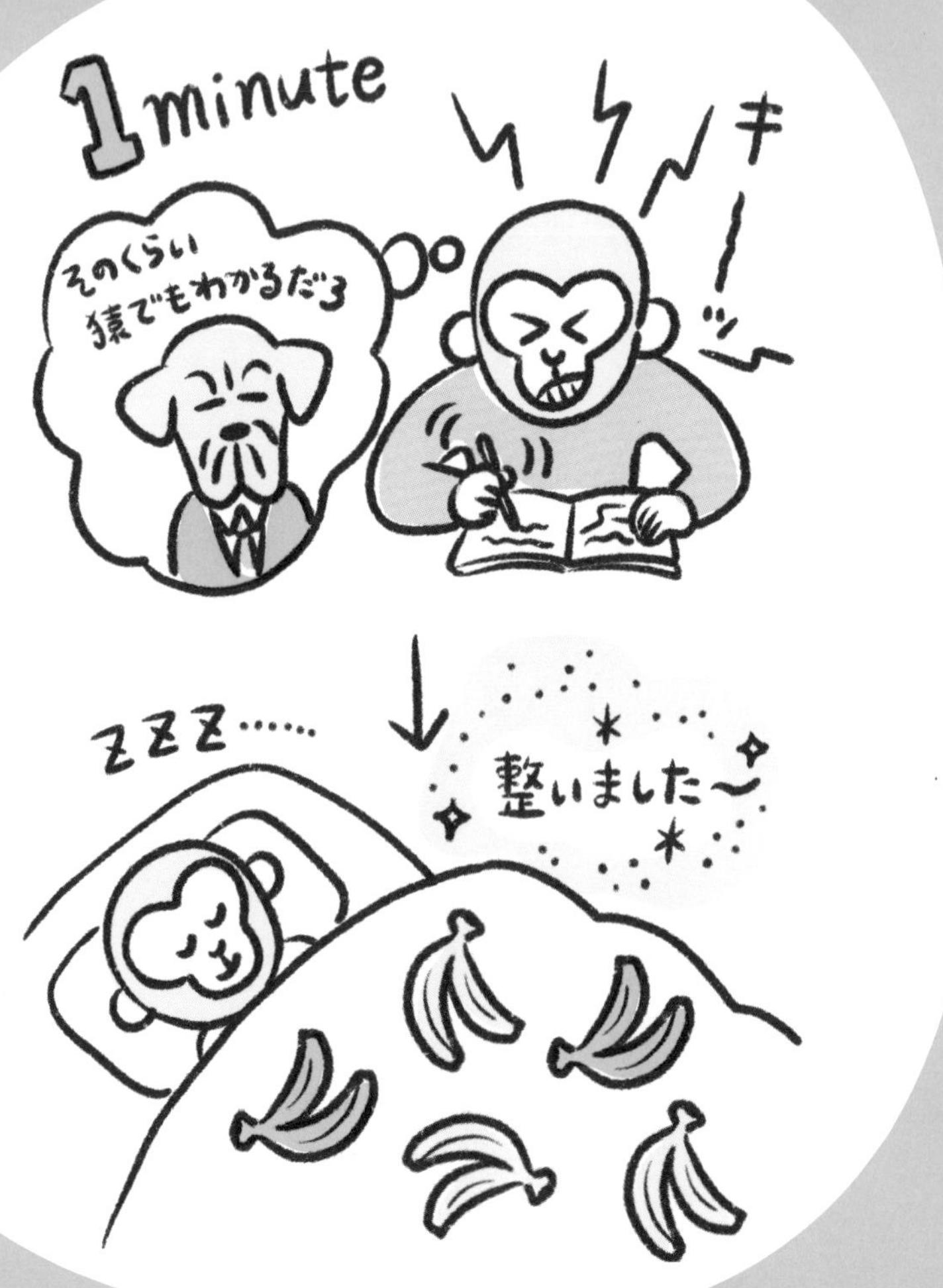

「夜になると、頭の中でその日にあった嫌なこと、言われた内容や相手のことを思い出して、もやもやと心が苦しくなって眠れなくなるんです」。

このように悩んで、眠れない夜を過ごしたことがある人も多いのではないでしょうか？嫌なことや悲しいことで心理的な負荷が高まると、不眠につながることは間違いのない事実です。

しかし、もう少し丁寧に紐解いて理解をしてみることで、睡眠の改善につなげられます。嫌だ、悲しいといった感情を漠然とそのままに抱えたまま眠ろうとすると、かえって受け止めが進まずに、余計に強い心理的負荷を感じてしまう可能性があります。それが結果として、睡眠にも悪影響をもたらしているかもしれないのです。

ですが、その漠然とした感情の抱え込みは、実は簡単な方法で解決が可能です。今の感情をできる限り具体的に詳細に、1分間で紙に書き出してみることがその答えです。

この方法は、「筆記開示法」や「エクスプレッシブ・ライティング」と呼ばれており、うつ症状の軽減にも効果がある可能性が示唆されている方法なのです。

文章に書き出して明確にする＝言語化することによって、ぼやけていたあなたの悩みにはっきりとした輪郭が表れます。言語化すること自体に、ストレスの軽減効果があるだけでなく、あなたの感じていた感情ほどの悩みではなかったという気づきが得られることがあります。

その際には、なるべく具体的に、詳細にその感情について書き出してみましょう。

うまくできない場合には、いつ、どこで、誰に、何に対して、なぜ、という5Wと、どのように、という1Hを意識してみてください。

特に、どのように＝1Hについては、例えば「悲しみ」と書くのではなく、「終わりが全く見えないような悲しみ」といった形で、自分の言葉で詳しく表現してみましょう。

感情を紙に書くことで、余計に嫌な感情や悲しい感情が強くなるかもしれない、と感じる人もいるかもしれません。ですが、たとえそのような状態になったとしても、それは一過性のものであり、その後は感情に対して向き合うことができるようになります。

私は診療の場面において、患者さんに自身の言葉で悩みの内容を具体的に語っていただくようにしています。筆記と対話という違う形を用いてはいますが、実はそれは同じ言語化です。

診療では私がお手伝いをさせていただくことで、対話によって開示がスムーズにいくという側面はあります。ですが、筆記開示法にも大きな利点があります。それは、自分だけで向かうために、人の目を意識せずに心をオープンにすることができることです。

遠慮はいりません。あなたの感情を、あなたの思うままに具体的に、詳細に、紙にひたすら書き出してみましょう。遠慮せずに書けば書くほど、あなたの心は整いますし、それは良い睡眠につながっていくのです。

HINT 33

なぜだか目が冴える時、「体を休めるだけ」と割り切って目を瞑る

全然寝れない…
寝ようと思うとダメだ…体を休めるんだ…

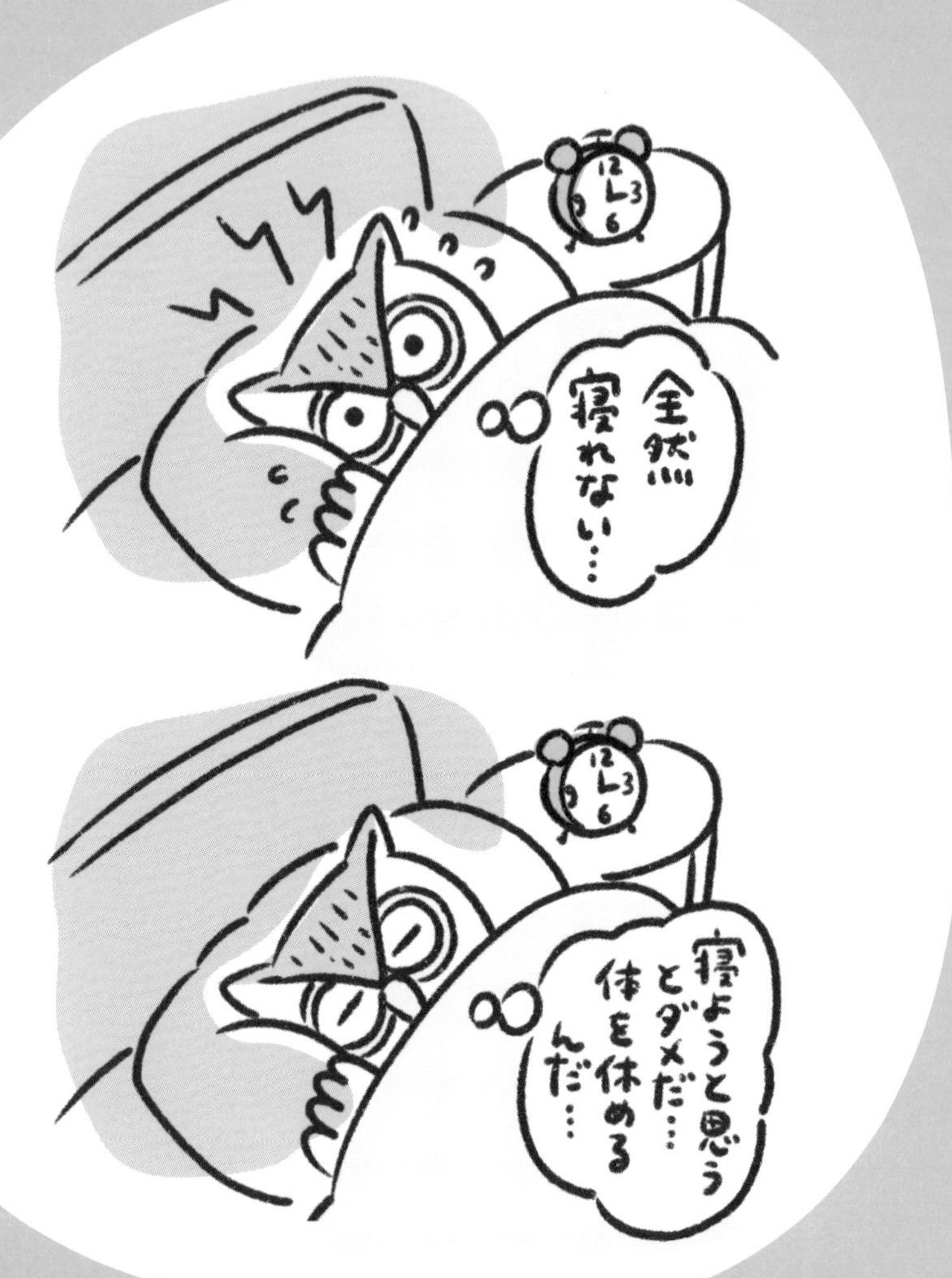

寝ようと思っても、なぜか睡眠に入れないような夜を過ごしたことはないでしょうか？

疲れているからすぐ眠れると思ったのに、なぜか目だけは冴えてしまう、というようなこともあるかもしれません。

そんな時には、**寝ようと思わずに、「体を休めよう」と思いながら目を瞑ってみるようにしましょう。**それだけでも、体の疲労感を軽減させる効果が得られます。

例えば、運動などの健康的な活動による疲労感であれば、良い睡眠が得られるかもしれません。しかし、過重労働などで過度なストレス負荷がかかった疲労感がある状態では、背景のストレスが原因で、必ずしも良い睡眠が得られない可能性があります。

そもそも、「眠ろう」と意識をすることは、交感神経を優位に働かせて入眠を妨げてしまいます。

そういう意味では、寝ようと意識し始めてしまった段階で、もう眠ることは難しくなっているのです。眠ろうと考えるのではなく、眠たくなる方法を考えることが睡眠への近道と考えるべきでしょう。

眠れずに目が冴えてしまった時には、眠りのことは一旦意識の外に置いて、「体を休めよう」と考えてみるのがよいでしょう。

それでは、目を瞑ることにどのような効果があるのか、考えてみましょう。

人がどの感覚機関から情報収集しているかを分類すると、諸説ありますが、視覚が80％以上、聴覚が10％前後、嗅覚、触覚、味覚が残りと言われています。視覚からの情報収集が圧倒的なのです。

したがって、目を瞑って情報を遮断することで、頭での情報処理量を減らすことが可能となり、それだけで休息につながると考えられます。

さらに、「寝よう」とする意識を逸らすためのおすすめのストレッチをご紹介します。

体全体に力をしばらくぎゅっと入れたのちに、力を抜く動作を繰り返してみましょう。

たったこれだけでリラックス効果が期待できるのです。この方法を筋弛緩法と言います。

例えば、まず仰向けでリラックスできる姿勢になってみましょう。その上で、手をグーにして5秒ほど力を入れてみましょう。そのあと、手を広げてください。これを繰り返すことで筋肉の緊張と弛緩を反復し、緊張を解きほぐすことが可能になります。

筋弛緩法を用いることで、副交感神経を優位に働かせてリラックス効果が期待できます。何よりもストレッチに集中することで、眠れないことから意識を逸らすことが可能となります。眠くなる方法を考えて実践しているうちに、次第に眠たくなっていくでしょう。

HINT 34

夜の飲酒は睡眠の4時間前までとし、寝る前の1杯は控える

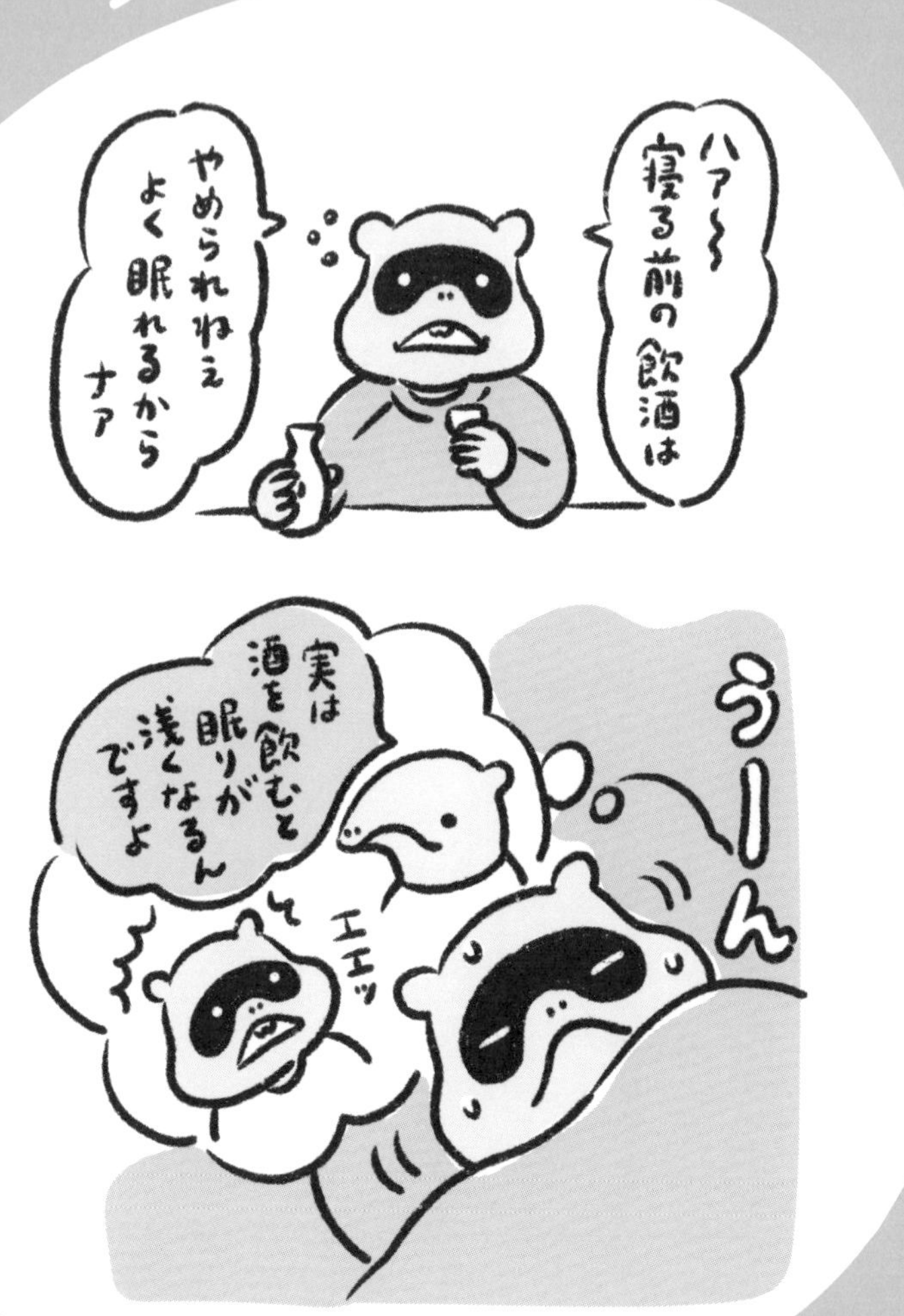

お酒が好きな方にとって、食事時に飲む1杯は格別かもしれません。お酒は酌み交わすことでコミュニケーションの手助けになることもありますので、そういった側面においても一定の役割は期待できるでしょう。

飲酒することで眠たくなってしまう人もいるかもしれません。その効果を利用して、入眠導入のために飲酒をしてから布団に入る方もいらっしゃるでしょう。

ですが、質の良い睡眠準備という観点からは、寝る直前の飲酒はおすすめできません。少なくとも睡眠をとる4時間程度前には飲酒は終わらせておくことが、睡眠に悪影響をもたらさないためには必要となります。

それでは飲酒と睡眠の関係について考えてみましょう。

アルコールを摂取することで眠たくなってしまう人からすると、アルコールは寝つきを良くするものと考えるかもしれません。

確かにアルコールを摂取することで、入眠時間の短縮、入眠直後の深い睡眠であるノンレム睡眠時間の増加、その後の浅い睡眠であるレム睡眠時間の短縮が得られると言われています。

これだけを聞くと、やはり飲酒は入眠にはプラスであり、深い睡眠も得られるのだから効果があると感じるかもしれません。ですが、アルコール摂取時は睡眠時間の後半部分において、レム睡眠時間の割合が増えてしまうため、結局は非飲酒による睡眠よりも飲酒による睡眠の方が、質が低くなってしまうのです。

さらに残念なことですが、アルコール摂取によって得られた**入眠直後の効果についても、数日間の連続飲酒によって効果が減じる**ことがわかっています。この作用を耐性と言います。耐性がつくと、余計に飲酒量を増やさないと同じような効果が得られなくなるため、次第に飲酒量が増えるに至るのです。

入眠前の飲酒のデメリットはこれだけではありません。

実は、入眠によって、摂取したアルコールの分解力は半減することがわかっています。覚醒時より2倍以上の時間をアルコールの分解のために要するわけですから、その間は肝臓に負担が生じる形となり、体も休まらない状態となってしまいます。

では、睡眠に悪影響をもたらさずにアルコールを楽しむにはどうしたらよいのでしょう。1日あたりで摂取してよい純アルコール量は、男性で40g、女性で20gと言われています。またアルコールの分解スピードは諸々の条件によって左右されますが、1時間あたり体重1kgあたり純アルコール0・1gとも言われています。500mlの缶ビールの純アルコールが約20gであり、だいたい分解に3〜4時間くらいかかることを考えると、飲酒を寝る4時間前までとすることで、入眠時にはアルコールが抜けた状態で睡眠ができることになります。

体に負担にならない範囲での飲酒を楽しみつつ、良い睡眠をとれるように意識をすることで、そのもう1杯をどうするか、冷静な判断ができるかもしれません。

HINT 35

寂しさで眠れない時は、もう1つの枕に抱きついてみる

イライラ
イライラしちゃって悪かったな…
ぎゅっ

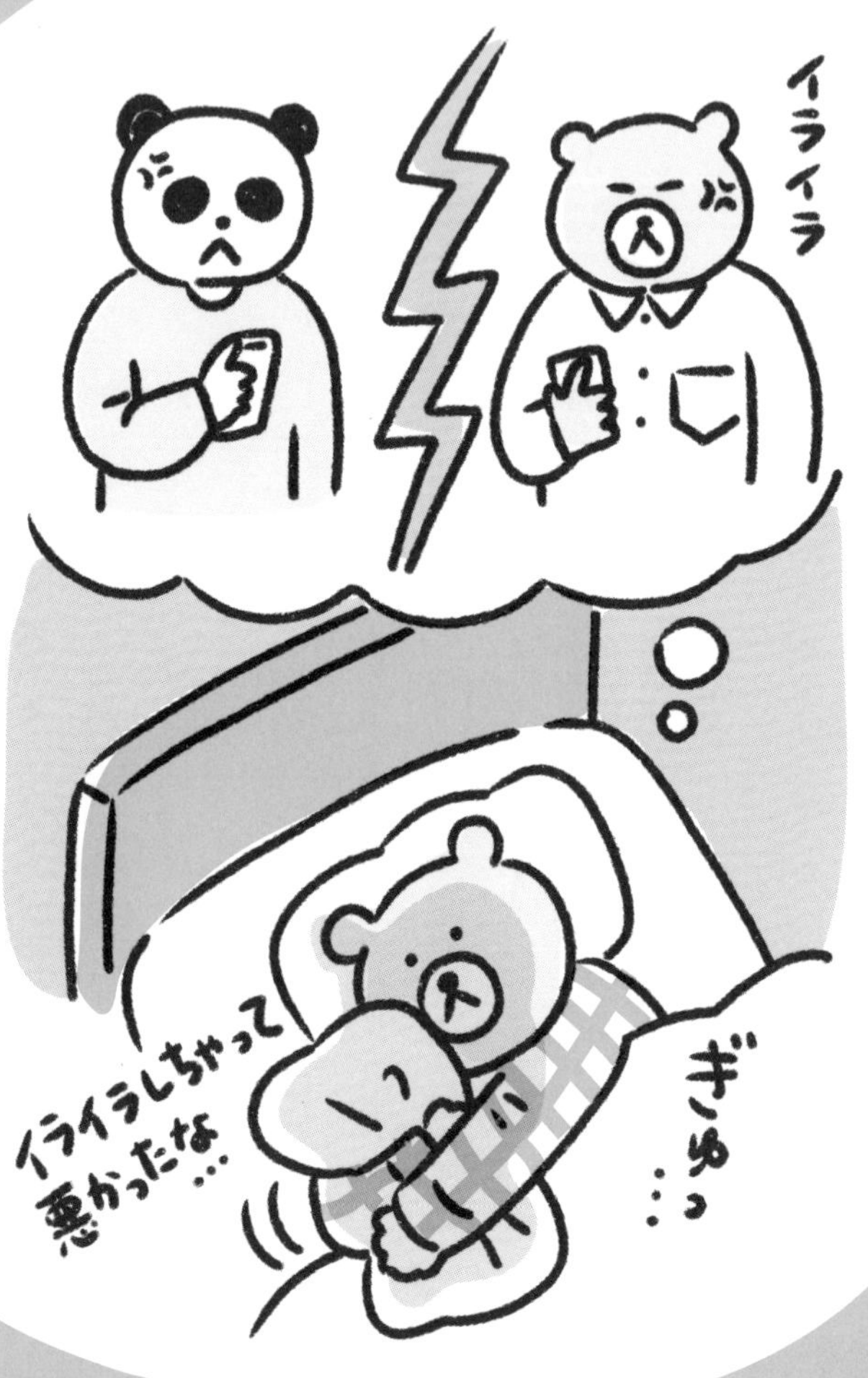

パートナーと口論になってしまった時や、仲の良かった友人と行き違いがあった時の夜、1人でどうしようもなく寂しさや孤独感が募ってくることがあるかもしれません。

不安や寂しさを抱えたままではなかなか寝つけませんし、夜中にふと目が覚めてしまうこともあるかもしれません。

もし寂しさで眠れない時には、余った枕を抱えて眠りについてみることをおすすめします。枕に抱きついて眠るだけで、これまでより少し安心感を感じながら夜を過ごすことができるようになります。

これまでも何度か出てきましたが、家族とのコミュニケーションやスキンシップで産生されるオキシトシンと呼ばれる幸せホルモンがあります。このホルモンは抱き合うことでも分泌されることがわかっています。それはパートナー同士でのものに限らず、抱き枕に抱きつくだけでも効果が得られるのです。

例えば、小さな子どもがぬいぐるみを抱きながら眠ろうとする理由も、オキシトシンが産生されて幸福感が得られるからだと考えると、納得ができるかもしれません。

抱き枕を使うことのメリットは、ストレス軽減効果だけではありません。

抱き枕を使うことで横向きになります。そのことによって、**呼吸がしやすくなり、いびきや睡眠時無呼吸症候群の軽減効果も期待できる**のです。睡眠の質自体が向上することは、結果的にストレス軽減にとっても好影響につながるでしょう。

そもそも、夜になると寂しさが強くなるのはどうしてなのでしょうか？

ここまで、副交感神経が優位になることでリラックス効果が生まれるという話を繰り返しお伝えしてきました。副交感神経が優位になるメリットばかりを話してきましたが、デメリットもあります。副交感神経が優位になると、疲労感や寂しさを感じやすくなるのです。その点では、**夜中に副交感神経が優位となり寂しくなることは、ある程度は避けられ**

ないものであると理解する必要があります。

また、夜になると静かになることも、寂しさを感じてしまう要因の1つかもしれません。日中や街中では良くも悪くも周囲からの雑音がノイズとなって集中しにくい環境を作っています。ですが、静かな環境では、集中力が高まりやすくなります。そのため、寂しさについても意識が向きやすくなってしまうのです。

ですがそれは、言い方を変えると、夜中はリラックスのための方法にも集中しやすい時間帯でもあるということです。

例えば、日中だとなかなかまとまった時間が取れずに楽しめない読書や日記などに、今一度向き合ってみるのもよいのかもしれません。夜中に感じる寂しさの性質を正しく理解することで、夜の集中できる時間帯を、これまでより充実した時間として活用できるかもしれません。

HINT 36

それでも眠れなければ、悩みについてとことん考えてみる

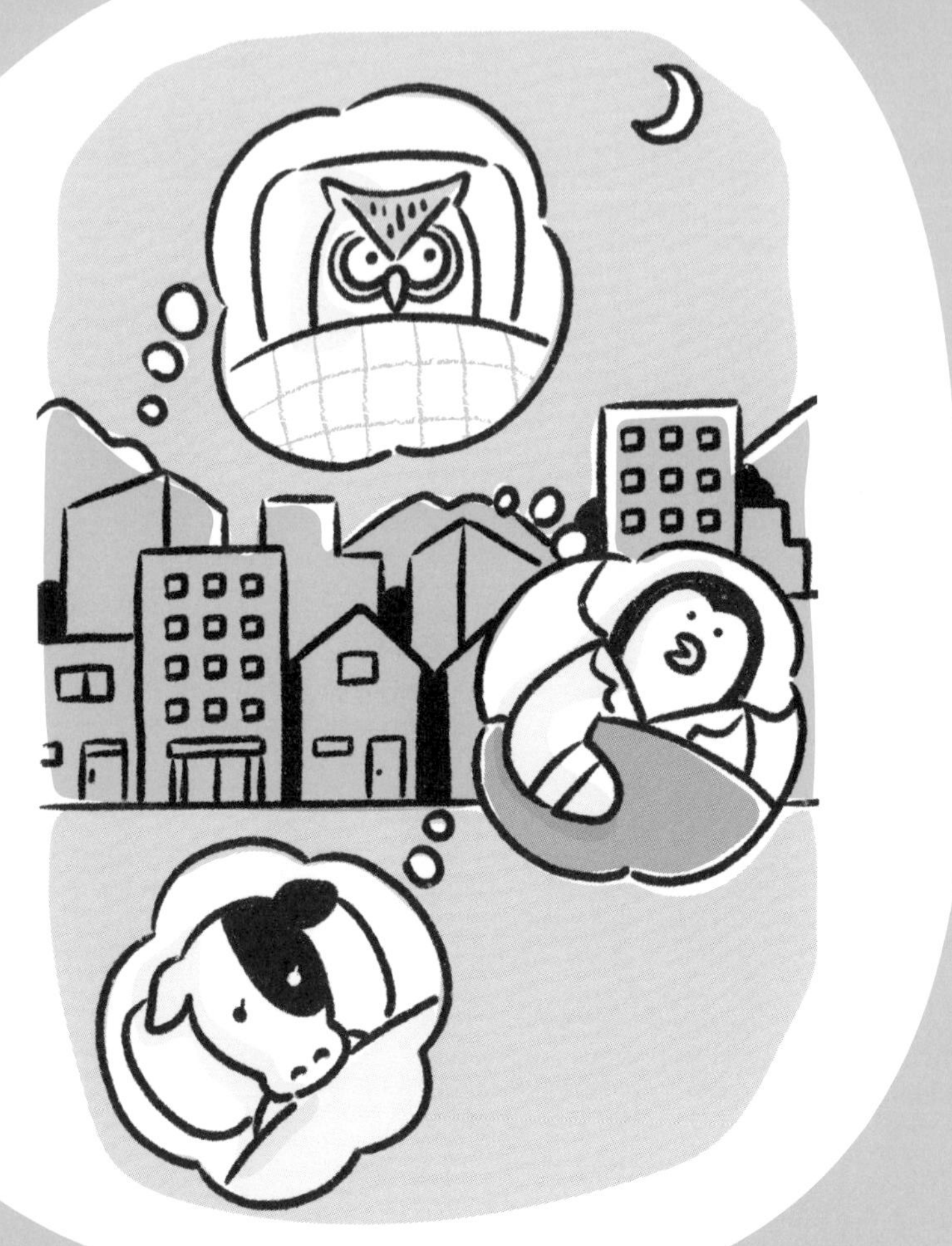

もし、ここまでの睡眠のためのさまざまな準備を試みても、一向に良い睡眠が得られないこともあるかもしれません。眠りたい時に眠れないことほど焦ることはありません。

もし眠れない原因に、悩み事などの原因があるのであれば、無理に眠る方法を考えようとするのではなく、思い切って悩みについてとことん向き合ってみることもよいかもしれません。

眠れない時に眠ることを考えるのは逆効果になる、ということは先ほど説明しました。

例えば、読書をしてみたり、ストレッチをしてみたりすることで、副交感神経が優位になるような取り組みを行い、リラックスすることも効果的です。

それでも効果が乏しく、眠れないことに焦りそうになるくらいであれば、眠れない時間を悩みについて考える時間に充ててみましょう。

ちなみに、1日のうちであなたが自由に使える時間はどれくらいあるか、ご存知でしょうか？

あなたが自由に使える時間のことを可処分時間と言いますが、総務省の統計では、1日あたり約6時間あると言われています。あなたに与えられている自由時間を聞いて、どのように感じましたか？　多くの方はそんなに時間があるのに、有効に使えていないと感じたのではないでしょうか。

昨今、この可処分時間が減っていることが指摘されています。スマホやPCなどの電子機器の利用時間が増えていることがその一因とも言われています。スマホには1日の利用時間が記録されていますので、試しにあなたの携帯電話を調べてみてください。その時間の多さにびっくりしてしまうかもしれません。可処分時間が少なくなっている我々は、その眠れない時間も有効に使う意識があってもよいのではないでしょうか。

もちろん、悩む時にもポイントはあります。

人の悩みの大半は解決しない事象であり、それであるが故にあなたは悩んでいるのです。したがって、まずは解決しない事象については悩んでも意味がないという結論をつけることも重要です。その上で、本当に時間をかけて思考を必要とすることについて、悩む時間を使いましょう。

幸いにも夜は副交感神経が優位な状態で、集中力が高まっています。その上、静かな状況も集中するにはもってこいです。

眠れない時間を眠れないことに悩んで消耗するくらいであれば、1日くらいは、本当に時間をかけて悩むべき課題に向き合う時間に使ってもよいのではないでしょうか？

とことん悩んでいるうちに、いつの間にか眠っているかもしれません。また、もし眠れなかったとしても、あなたにとって時間をかけるべき悩みにたっぷりと夜の時間を使えたのであれば、むしろ有意義な夜を過ごせたと考えられるのではないでしょうか？

5

休日にリフレッシュして充実した1日にするための1分習慣

あなたにとって休日とはどのようなものでしょうか？ 休日は心と体をしっかり休めるためのもので、何も考えずにゆっくり過ごしたいと考えている人は多いかもしれません。特に平日に仕事で疲れ切っていれば、なおのこと休日くらいは何も考えずに過ごしたいと思うことは、ある意味で自然なことかもしれません。

もちろん、それでも一定の回復は得られるかもしれません。ですが、休日の過ごし方についても、ちょっとした意識を持って取り組み方を変えるだけで、質の向上が期待できるのです。

むしろ休日の質を向上させることで、平日のパフォーマンスや仕事の生産性の向上につながります。であるとすれば、休日の過ごし方を意識的に変える取り組みは、極めて効率的とも言えるかもしれません。

本章では、明日にもつながる質の高い、充実した休日を過ごすことのできる方法について、説明していきたいと思います。

HINT 37

充実した休日の第一歩は、前日のうちに明日の予定を1つ決める

もう日曜日の
夕方か…
この土日も
何もしなかった
GAME
SHARK
4Kデジタルリマスター
よし！休日は
映画を見に
行くぞ

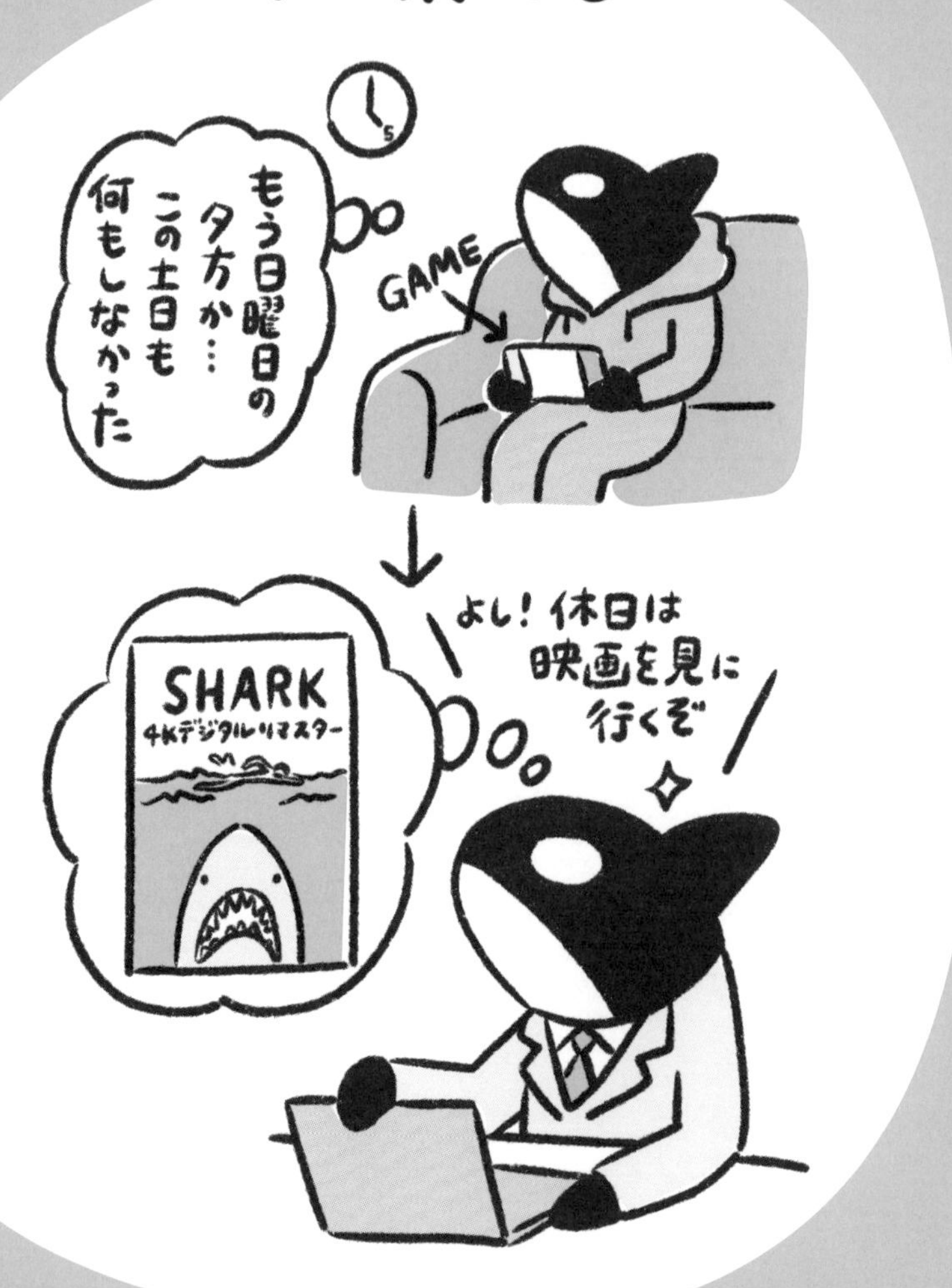

1週間一生懸命仕事を頑張った金曜日の夕方は、解放感でいっぱいですよね。ですが、せっかくの休日に入ったと思ったら、あっという間に時間が過ぎ、気がついたら日曜日の夕方だった、といった経験はありませんか？

次の日からまた1週間が始まることを考えるだけで、気が重くなってしまうかもしれません。

本来、休日は心と体を休めてリセットし、また翌日から頑張るためのきっかけになるものであるはずなのに、むしろマイナスからのスタートのような気分で1週間が始まってしまっては、目も当てられません。

1週間をより充実した日々にするためには、いかに休日をより良く充実したものとして過ごせるかにかかっています。そのための第一歩として、1週間の始まりは休日からと考えてみることをおすすめします。

では、休日をより良いものにするためには、どのように考えればよいでしょうか。

その答えは、休日に入るその前段階、すなわち休日の前日の終業後からの準備をいかに丁寧に行うかにかかっています。**まずは前日のうちに1つでよいので休日の予定を立ててしまいましょう。**

それでは、前日に予定を決めることの効果について考えてみましょう。

目標や計画を立てることで、行動への促進がよりスムーズになることが考えられます。目標や計画があること自体にストレス軽減効果がありますが、その理由については、ゼイガルニク効果についてお話しすることで理解が深まるかもしれません。

ゼイガルニク効果とは、**「人は完了したタスクは忘れやすく、完了していないタスクは記憶に残りやすい」**というものです。例えば、ドラマや漫画でいいところで中断されると、その続きが気になると思います。

漠然と予定が決まっていないまま休日を迎えることは、タスクが未完了であるのと同じ状態となります。一方、はっきりとした目標や計画を設定することで、休日の過ごし方のイメージが具体化され、タスクが完了した状態と同様の効果をもたらします。

新たな休暇のためのタスクを決めることは、より積極的な休暇を過ごせるだけではなく、**日々の仕事や人間関係のストレスを一旦切り離す、オンオフ効果ももたらします。**

例えば、大きなプロジェクトを抱えていたり、仕事でトラブルを抱えたまま休日を迎えたりした時のことを想像してみてください。せっかくの休日にもかかわらず、トラブルのことがどうしても気になってしまい、心も体も休まらなかったことはないでしょうか？

疲れ切っている状態で、細かな計画を立てることは難しいかもしれません。まずは1つでもいいので、明日これをやろう、と布団に入る前に決めた上で、眠りについてみましょう。

HINT 38

夕方までは「活動的休息」、夕方からは「消極的休息」と使い分ける

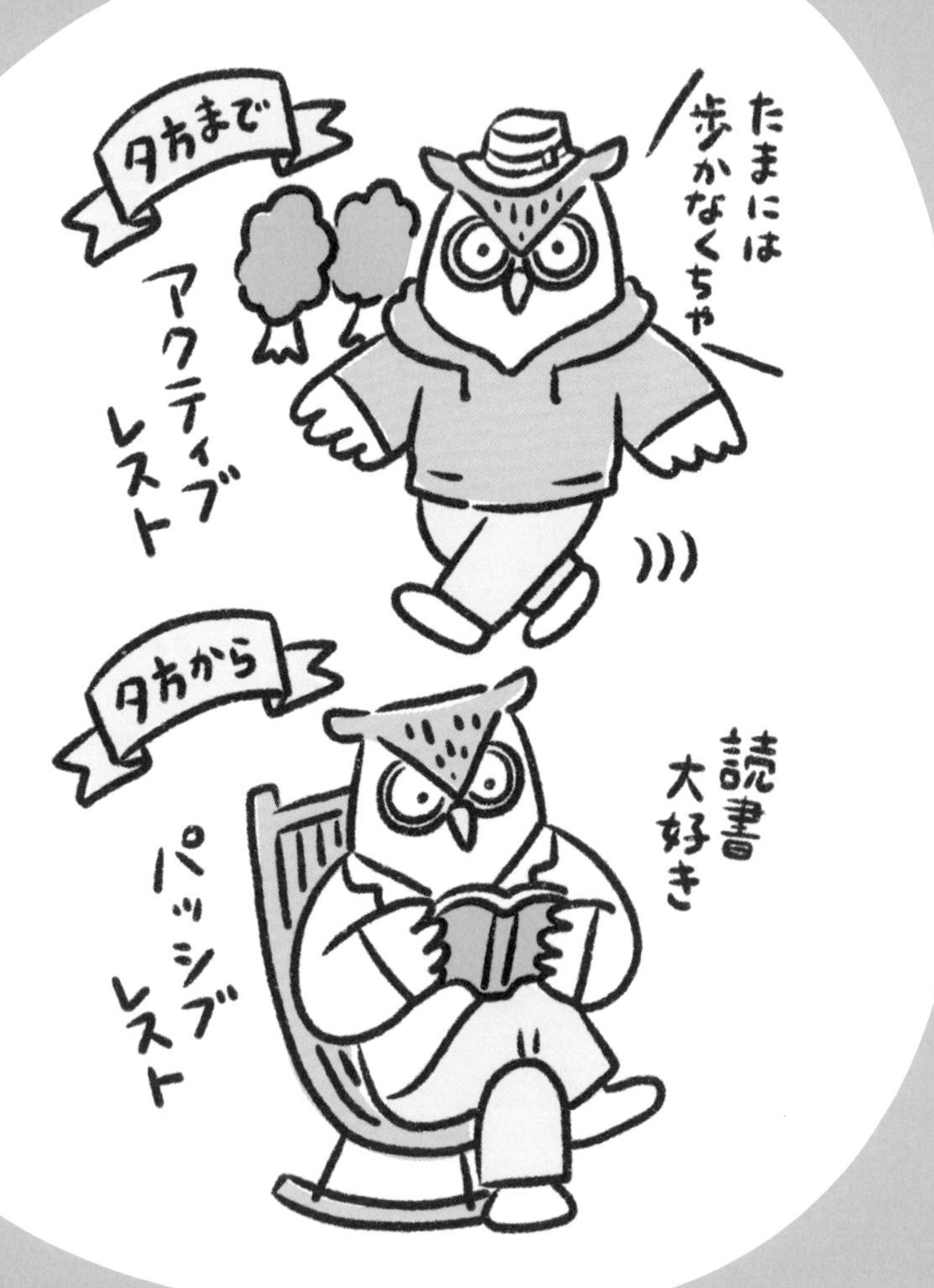

お休みの日にはリフレッシュをしましょう、体調を整えましょうと一般的にはよく言われますよね。それでは、休日にリフレッシュしたり体調を整えたりするためには、いったい何をするとよいのでしょうか？　休むことについては考えたことがあっても、「休み方」についてじっくりと考えてみたことのある人は、少ないのではないでしょうか？

例えば、朝から夜まで自分の好きなことや楽しめることを、目一杯に詰め込むことがよいのでしょうか？　もしくは、何もせずに体をひたすら休めることが、一番効果的な休息につながるのでしょうか。

答えとしては次のとおりです。

これからは、夕方までは活動的休息（積極的休息、アクティブレスト）で過ごし、夕方からは消極的休息（パッシブレスト）で過ごしてみましょう。時間帯に合った最適な休息のとり方で過ごすことで、あなたの休日をより質の良いものとするのです。

それでは、活動的休息と消極的休息とはいったいどのようなものなのか、考えてみましょう。

活動的休息とは、一定の活動量を維持したまま休養をとることを指します。例えば、ウォーキングやストレッチ、マッサージや入浴などが挙げられます。一方で消極的休息とは、活動量を制限して疲労回復を進めることを指します。睡眠や読書、音楽鑑賞などが挙げられます。

では、活動的休息と消極的休息を使い分けることでどのような効果があるのか、考えてみましょう。

適度な活動性を維持した状態である活動的休息では、交感神経を刺激し血圧や心拍数を高める効果が期待できます。酸素や血液が全身を効果的に巡るため、あなたの全身に溜まった疲労物質を排泄してくれます。

一方で、活動量を抑えた休養である消極的休息では、副交感神経が優位になるためリラックス効果が得られ、血圧や心拍数を低下させます。一方で、副交感神経が優位な状態を長時間続けることになるため、体の疲労物質が排泄されにくくなるというデメリットがあります。

例えば、1日中家の中でゴロゴロして過ごした翌日に、体はしっかり休めたと思っていても、なぜか疲労感が残っていることはないでしょうか？ それは休息の取り方が消極的休息に偏りすぎており、積極的休息が不十分だったのかもしれません。

もちろん、著しく体が疲労している時には、日中から消極的休息を活用することも効果的ですが、極端な偏りはかえって逆効果につながるのです。

活動的休息は肉体的疲労の回復に、消極的休息は精神的疲労の回復に効果があると考えてもよいでしょう。日中は活動的休息によって肉体的疲労の回復を行い、夕方以降は消極的休息によって精神的疲労の回復を図ることで、心身ともにリフレッシュをして翌日以降のスタートダッシュを目指しましょう。

HINT 39

寝溜めは「社会的時差ぼけ」につながる、朝寝坊は2時間以内までに

SATURDAY NIGHT
今週はずっと寝不足だったから寝溜めするぞ〜♡
MONDAY MORNING
ボーーー…
仕事しろよ
いっぱい寝たのにだる〜〜い

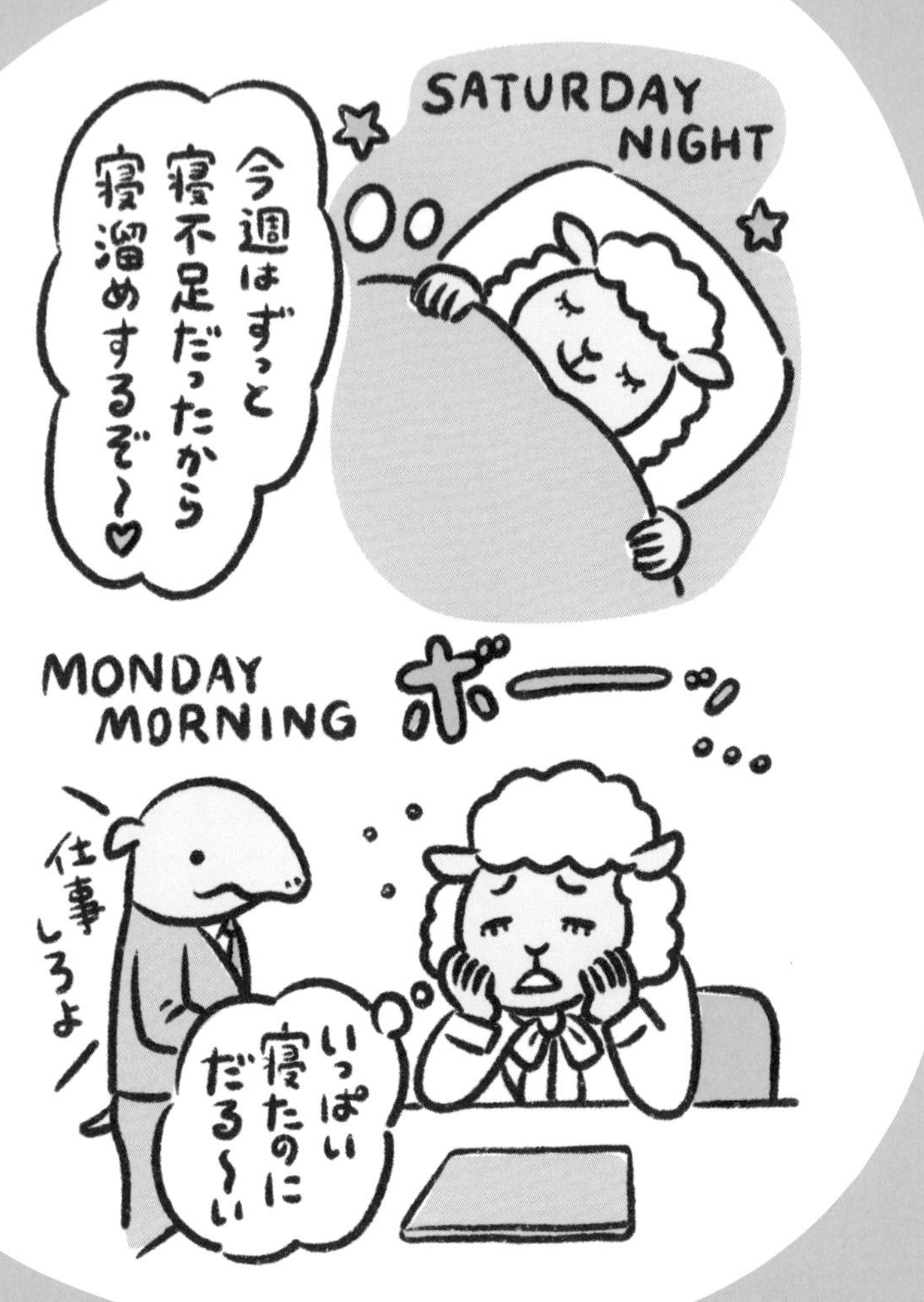

大きな仕事の区切りが控えていて連日残業続きである時や、資格試験の準備で睡眠不足になっている時のことを想像してみてください。平日の睡眠時間が確保できない時にはどうしても、睡眠不足を解消するために、週末にまとめて睡眠をとることを考えないでしょうか。

確かに、休日にまとまった睡眠時間をとると、その時はすっきりした気分になるかもしれません。しかし、なぜか体のだるさを感じたり、頭がぼーっとしたり、絶好調とは程遠い感覚を覚えたことはないでしょうか？

もしかすると、あなたが感じたその感覚は、時差ぼけかもしれません。時差ぼけという言葉を聞くと、海外旅行のイメージが強いかもしれません。ですが、実は**極端な寝溜めでも時差ぼけを生じる**ことがわかっています。これを社会的時差ぼけ、もしくはソーシャルジェットラグと言います。

社会的時差ぼけを防ぐためには、休日の寝坊も2時間以内に抑える必要があります。

まず、人はそもそも寝溜めはできるのでしょうか？

睡眠負債という言葉を聞いたことはないでしょうか？　睡眠負債とは、睡眠不足が続くことで心身の不調をきたした状態のことを指します。

結論としては、睡眠不足は週末の寝溜め（睡眠補充）によって一定の改善が得られることがわかっています。平日の睡眠不足の後に、思う存分睡眠をとることでスッキリした経験は、皆さんお持ちでしょう。

ただし、慢性的な睡眠不足が続き、心身の不調に至る睡眠負債にまで陥ってしまった場合は、一時的な寝溜めだけでは解消は難しいと考えられています。

さらに、寝溜めには大きなデメリットが存在します。それがソーシャルジェットラグと呼ばれる社会的時差ぼけです。普段より起床時間が2時間以上ずれることで、ソーシャルジェットラグが発生し、体内リズムが大きく乱れてしまうことがわかっています。

ソーシャルジェットラグは、たった1日のずれによって、その後数日間にわたって日中の倦怠感を引き起こし、長期的にも肥満などのリスク要因にもなると考えられています。

寝溜めをしたら頭はスッキリしたと感じるのに、なぜか体がだるいと感じた経験の正体は、このソーシャルジェットラグだったのです。

昨今では、フレックス勤務や、在宅勤務と出社勤務を組み合わせたハイブリッド勤務を活用して就業している人も増えています。弾力的な勤務体系はワークライフバランスの質的向上につながる一方で、睡眠時間帯がずれやすくなり、ソーシャルジェットラグが生じやすい環境とも言えるでしょう。

お休みの日にまとまった睡眠をとりたい気持ちはグッと我慢して、朝寝坊は2時間以内にすることで、その時差ぼけは回避することが可能となります。逆に言えば、**2時間以上の寝溜めにならないように、普段から睡眠時間の確保に気をつけることが重要**なのです。

HINT 40

休日の買い物は今までとは違う道を歩き、気になる店に立ち寄ってみる

工事中
あっ…いつもの道が工事中
行ったことない道
スーパーでおいしそうなにぼし見つけた♪
あんな所にブタバがあったのか〜
イルカドー
BUTABUCKS COFFEE
にぼし
楽しい♡

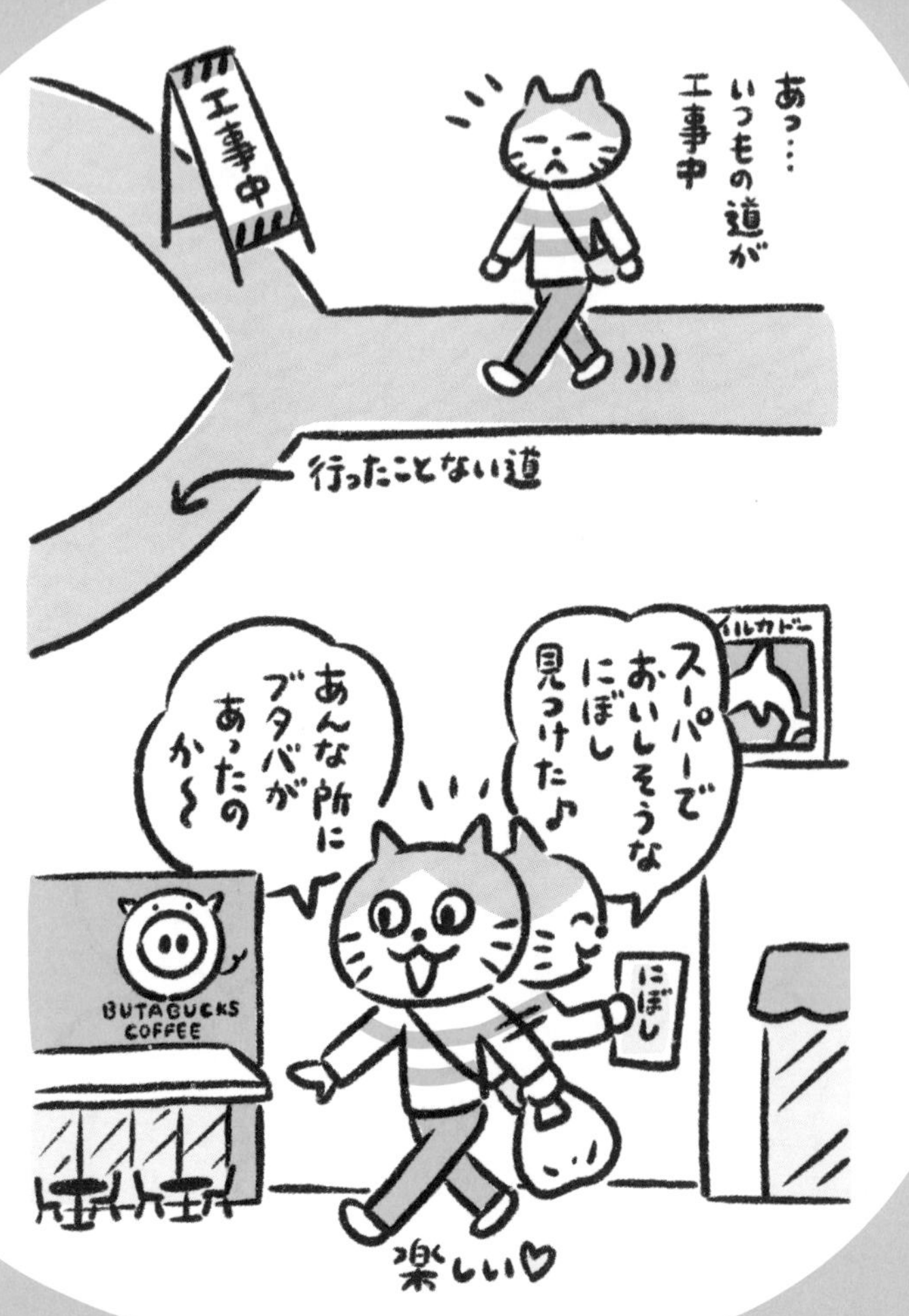

平日がとても忙しくて家事が全くできないような時には、週末にまとめて家事をこなすこともありますよね。休日にまとめて食材を買い溜めしている人も、いらっしゃるかもしれません。

多忙なライフスタイルにおいては、休日はなおのこと貴重ですから、買い物をさくっとこなすために、同じ道を通って、同じ店に行って、同じものを買って帰宅する、といった行動になりがちなのも、やむを得ないことなのかもしれません。

ですが、もし休日の家事をこなしながらリフレッシュ効果も期待するのであれば、その行動にいつもとは違う体験を取り入れてみることが効果的です。例えば、いつもとは違う道を使う、今まで入ったことのない店に行ってみる、普段は買わない食材を買ってみる、どれか1つでもよいので試してみましょう。そのちょっとした新たな体験は、あなたの心をきっと軽くしてくれるでしょう。

いつもと同じことをすることはストレスが溜まりにくく、また習慣化されているため、シームレスに行動に移すことができます。例えば朝の準備や、定型的な業務をこなしていく際には、習慣化はとても役立ちます。習慣化の力によって、より多くの行動を最小限のストレスでこなしていくことができます。

一方で、いつもと同じことしか行わないことには、デメリットが存在します。脳に適切なストレスがかからないルーティンは、脳の機能向上という観点からは、あまり望ましくはありません。

ストレスと聞いて、あなたはどのようなイメージを持つでしょうか？　多くの方はネガティブな印象を持っているのではないでしょうか。

ですが実は、ストレスは良いものでも悪いものでもなく、中立の概念です。

ヤーキーズ・ドッドソンの法則と呼ばれるものがあります。この法則は、適度なストレスがある環境で人は最も高いパフォーマンスを発揮するというものです。ストレスが高すぎると疲労感や燃え尽き症候群に至り、パフォーマンスは落ちていきます。一方で、ストレスが低すぎても意欲低下や倦怠感につながり、やはりパフォーマンスは低下することがわかっています。

いつもとは違う道を歩く、入ったことのない店に入るといったことは、普段とは異なる体験をすることになります。このため、少々の不安や、緊張などを伴います。しかしその**新たな体験は、脳にとっては適度な刺激となり、活性化を促してくれる**のです。

普段通りの行動をする中で、普段とは全く異なる体験が重なった際に、その時のことを後々まで強く覚えているといった経験はないでしょうか？　例えば、普段と同じ帰り道で久しぶりに昔の友人に会った際に、その前後の記憶も含めてはっきりと覚えている、という経験がそれに該当します。

普段とは異なる体験＝新奇体験が海馬の活性化につながるという実験結果も、動物レベルでは証明されています。休日には、普段やらないことを1つだけでも新たに取り入れてみることで、脳を活性化させてみてはいかがでしょうか。

HINT 41

泣ける映画で「涙活」し、涙とともに平日の疲れを洗い流す

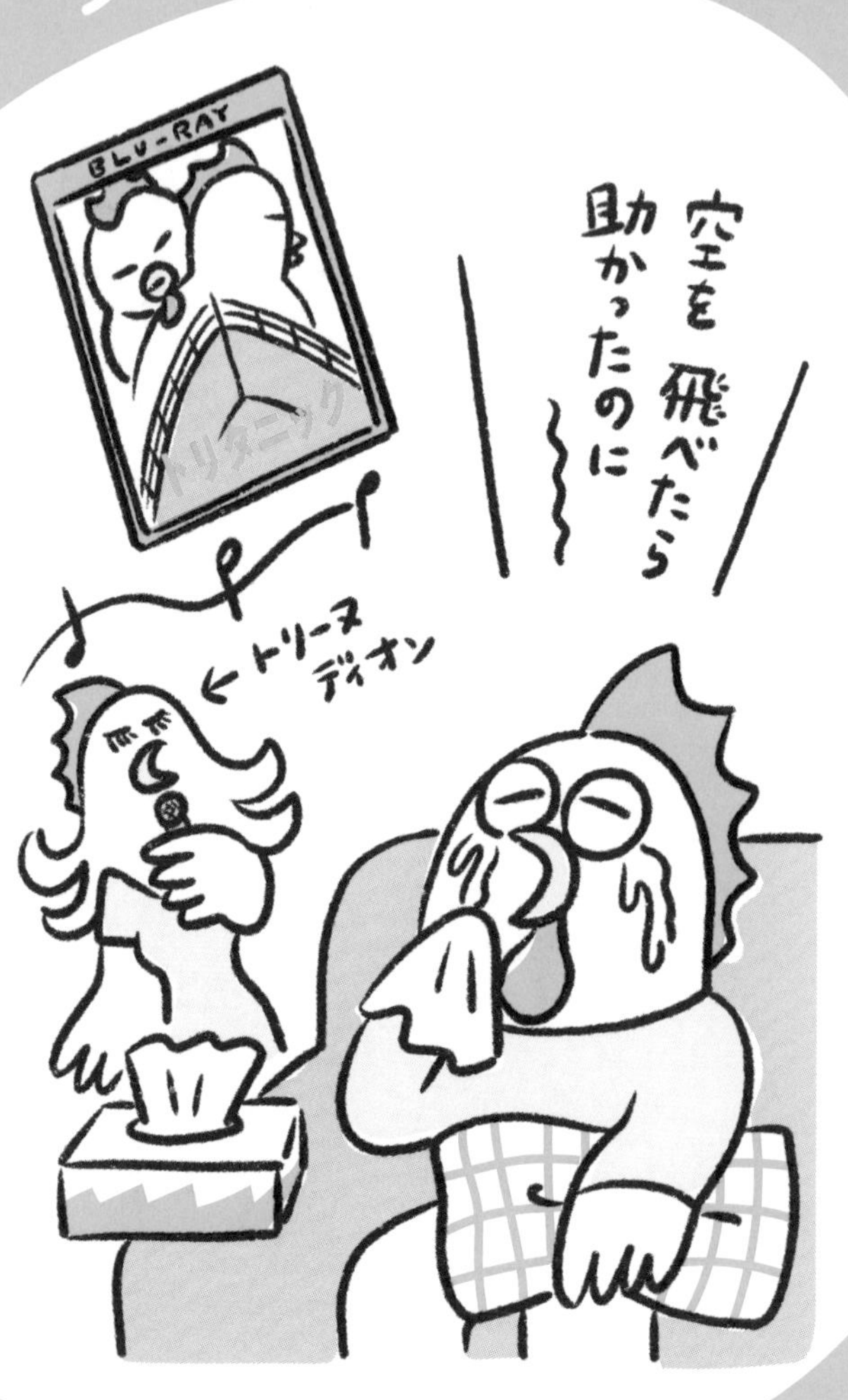

平日の疲労感が強く溜まっている時には、家でゆっくりと休みの時間を過ごす日があってもよいでしょう。そんな時、あなたは家の中でどのようなことをして過ごしますか？疲れている状態ですから、あまり活動的なことはしたくないですよね。

例えばですが、そんな休日には泣ける映画を観て、1人で思いっきり涙を流してみるのも良い過ごし方かもしれません。

思いっきり泣いた後にぐっすりと眠れたり、急に冷静に物事が考えられるようになったりしたことはないでしょうか？ **泣くということは、ストレスケアの観点からはとても効果的**なのです。

ここでは、「泣く」ことにはどのような効果があるのか、考えてみましょう。

泣く時に流す涙には3つの役割があります。角膜や結膜の乾燥を防ぐための基礎分泌の涙と、異物が入った時の防御反射の涙、そして感動した時などの情動の涙の3つです。

ストレス解消効果は、この3つ目である情動の涙を流した時に得られます。ちなみに、喜びや悲しみによって泣くのは人間だけであるとも言われています。

では、この情動の涙を流した時にどのような作用があるのか、考えてみましょう。

情動の涙を流した際には、脳内にエンドルフィンと呼ばれるホルモンが分泌されます。エンドルフィンは強い鎮静効果があるため、痛みを和らげることが期待できます。痛い時に涙が出る理由がそれです。それだけではなく、エンドルフィンは悲しみを軽減させたり幸福感を高めたりしてくれる効果もあります。そのため、涙を流すことによって気分がスッキリとするのです。

また涙にはコルチゾールと言われるホルモンを低下させる効果があるとも言われています。コルチゾールはストレスホルモンとも呼ばれており、免疫低下や他のホルモンバランスの乱れなどへの影響をもたらしていると言われています。

そもそも、なぜ人は喜びや悲しみといった、感情が揺さぶられた時に涙を流すのでしょうか。

最近の研究において、涙を流す前には、額のほぼ中央部にあたる前頭前野という脳の場所の活動が急激に高まることがわかっています。前頭葉は記憶や判断、思考といった脳の中でも高次機能を司る領域と言われています。その中でもこの前頭前野は特に、「共感」に関係している部位だと言われています。

現代社会においては相手の気持ちに共感することが、コミュニケーションを円滑に行うためにも欠かせません。情動の涙を流すという行為は、相手の立場に立って共感し、感情移入しているからなのかもしれません。

疲れ切っている休日には、あなたが共感して感情移入ができる映画で、思いっきり涙を流してすっきりしましょう。

HINT 42

インドアで過ごしたい時は部屋の掃除、机の上だけでもきれいにしてみる

とりあえず
机の上だけ
片付けるか
乗ってきたぞ
ものすごい
達成感だ

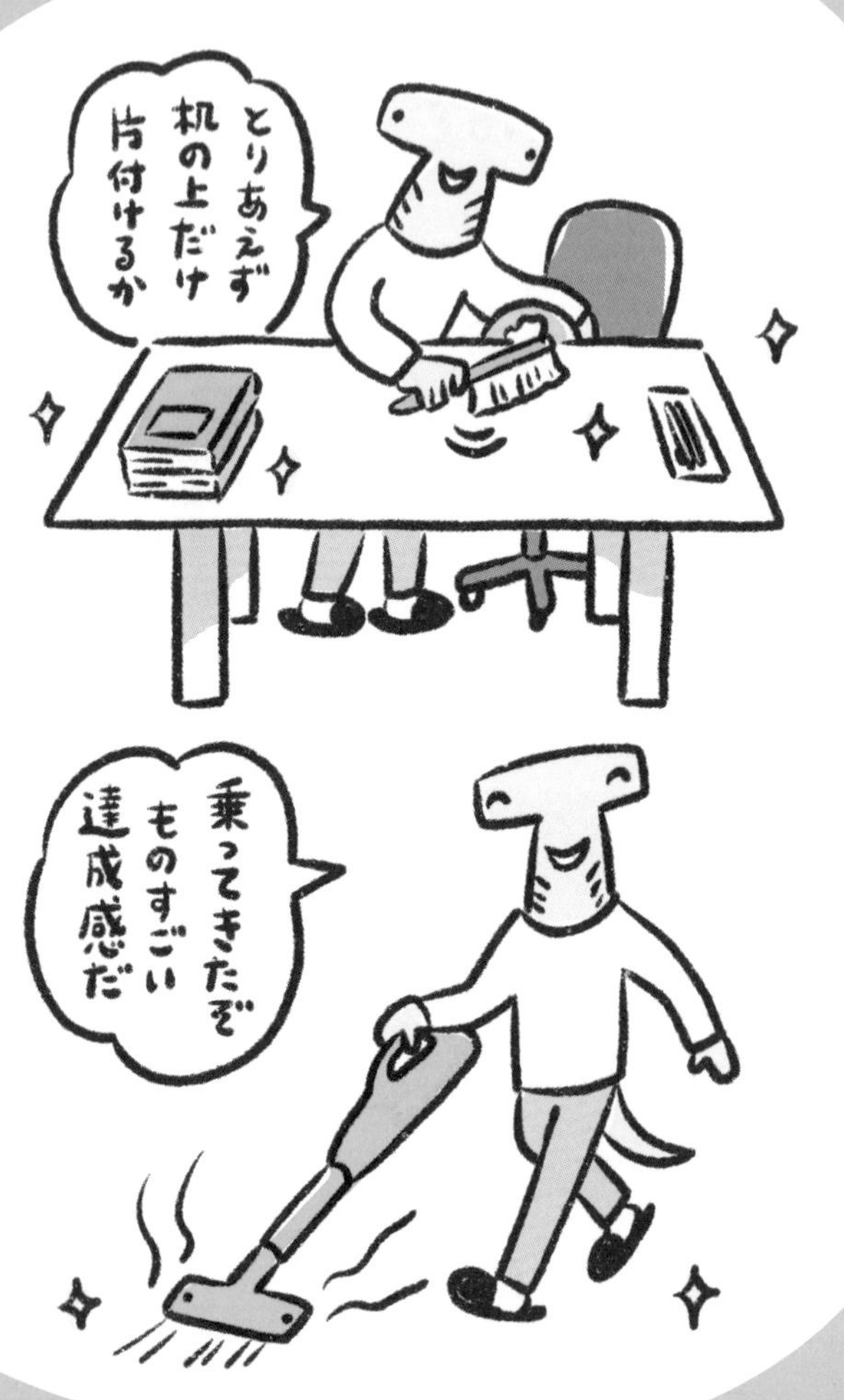

せっかくの休日だから、外に出ようと頭では考えていても、なかなかそのような気持ちにならないことってありますよね。とはいっても、家でしたいことも思いつかない時もあるかもしれません。

特に読みたい本もないし、観たい映画もない。このままだと何もしないまま1日が終わってしまいそうで、漠然と焦りすら感じてしまうかもしれません。

そんな時には、**思い切って部屋の掃除でもしてみましょう。**部屋の掃除と考えると気が重いのであれば、普段一番よく使っている机の上の掃除だけでも構いませんので、行ってみましょう。きれいになった机を見れば、それだけで少し気持ちがスッキリしますよ。

それではまず、部屋が片付いていないことの影響について、考えてみましょう。

人は視覚から圧倒的に情報を獲得します。片付いていない部屋を想像してみてください。**物が溢れた部屋だと視覚から得られる情報量が圧倒的に増えてしまう**ことがわかるでしょう。たくさんの情報が入ってくると、脳内での情報処理も同様に必要以上のエネルギーの消耗につながってしまいます。すると当然、疲労感や憂鬱感、苛立ちなどにもつながってしまいます。

また、片付けなければというプレッシャーも悪影響をもたらします。完了しているタスクよりも完了していないタスクに関心や意識が残るというゼイガルニク効果が、ここでも影響します。つまり、片付けが終わっていないという中途半端な状態のままであると、そのことに関心や意識が向いてしまうというわけです。なるべく意識しないように考えたとしても「本当は片付けないといけないと思っているんだけど」「部屋が汚いな」と知らず知らずのうちに考えてしまい、それが心理的負担となってしまうのです。

では逆に、片付けを行うことの効果について、考えてみましょう。

片付けを行うことで部屋にいる時に視覚から入る情報が減るため、余計なエネルギーの消耗が軽減されます。また、片付けが終わったことによる安堵感や達成感にも、ストレス軽減効果が期待できます。

それだけではありません。片付けは適度な活動性を保ちつつ過ごすことができますので、活動的休息にもなり、身体的疲労の軽減効果も期待できます。

また、**片付けをするという行為自体に、幸せホルモンであるセロトニンの分泌を促す効果があると**言われています。片付けの行為の中でも、例えば窓や床を拭くような単純な反復動作は、リズム運動と同様の効果が期待できるため、セロトニンの分泌がより促進されます。

片付けをやらなければいけない家事仕事と考えると、面倒に感じてしまうかもしれません。ですが、リフレッシュ効果の期待できるアクションだと考えれば、これまでよりは取り組みやすいタスクになるかもしれません。まずは手近なところから片付けをやり切って、その小さな達成感を感じてみてはいかがでしょうか。

HINT
43

日曜日の夕食は「笑点」を見ながら豚キムチと梅干しを食べる

先輩
ハチミツレモン
どうぞ
おう
今は
もっぱら
梅干しと
豚キムチ
だぜ

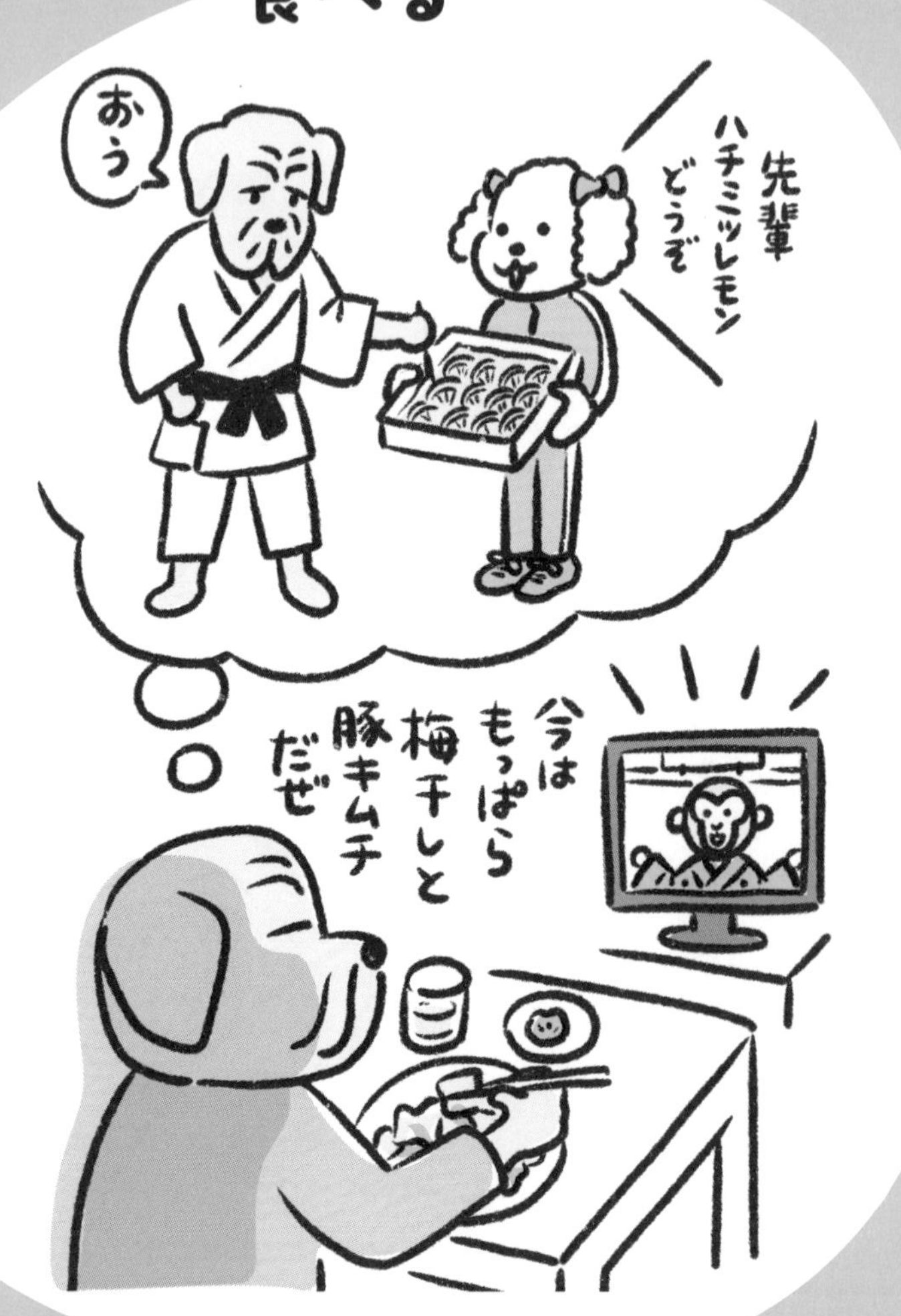

体調のコントロールのためには規則正しい食事は必須です。食事を摂取すること自体にもストレス軽減効果があります。休日の日中にゆっくり心と体を休めることができた後は、特に豚キムチや梅干しのような酸っぱい食事をとってみることで、更なるストレス軽減効果を享受しましょう。

例えば部活などで運動した後だけでなく、仕事や勉強などで疲れた後にも、体が酸っぱいものを欲したことはないでしょうか？ なぜ酸っぱいものがストレス軽減に効果があるのか、考えてみましょう。

そもそも、豚キムチや梅干しを食べた時に感じる「酸っぱい」の正体は、いったい何なのでしょうか？

「酸っぱい」の正体はクエン酸と言われる成分です。クエン酸は体でエネルギーを作るための、代謝に欠かせない重要な成分の１つでもあります。

クエン酸が体にもたらす効果は実に多岐にわたります。クエン酸による酸味には、食欲増進や消化吸収の促進効果が期待できます。

例えば、酸っぱいものを口に含むと唾液の分泌が促進されます。唾液は食事の消化を促し、味をより感じやすくして食欲を増進させます。また、胃液の分泌促進にもつながるため、これも食事の消化の効率を上げることになります。

他にもクエン酸の持つ効果として、キレート効果と呼ばれるものが存在します。体に必要な成分の1つであるカルシウムは水に溶けにくいため、本来は体に吸収されにくい物質です。ですが、そのカルシウムをクエン酸が包み込むことによって、水に溶けやすくなり吸収効率が上昇すると言われています。

このキレート効果は、他のさまざまな成分にも作用すると考えられています。例えば、体に取り込まれた重金属を体外に排泄する効果もあると言われています。重金属成分は体内で活性酸素を発生させ、細胞を傷つけると考えられています。現在は活性酸素こそが疲労の原因だと考えられていますので、重金属を体から取り除くことは体の細胞破壊を防ぎ、疲労を軽減させることにつながるのです。

ちなみに、以前は疲労物質の原因は乳酸と呼ばれる物質だと考えられていました。例えば激しい運動をした時には乳酸が分泌されるため、それが疲労につながるとされていたのです。そしてクエン酸がその乳酸を除去すると考えられていたため、クエン酸に疲労回復の効果があると言われていました。しかし、最近の研究では、乳酸自体もエネルギー源になることがわかっており、むしろ疲労回復にも効果をもたらすと言われています。

最後にもう1つ、重要なクエン酸の効能をお話しします。クエン酸を摂取することによってもたらされる細胞破壊の抑制効果は、肌の老化予防にもなりますので、アンチエイジングの効果も期待できるのです。

疲労感を感じる時には酸っぱい食事をとることで、細胞レベルで体を労るだけでなく、アンチエイジングも一緒に行ってしまいましょう。

HINT
44

食後はTVや電気を消して、キャンドルの炎の揺らぎを1分間眺める

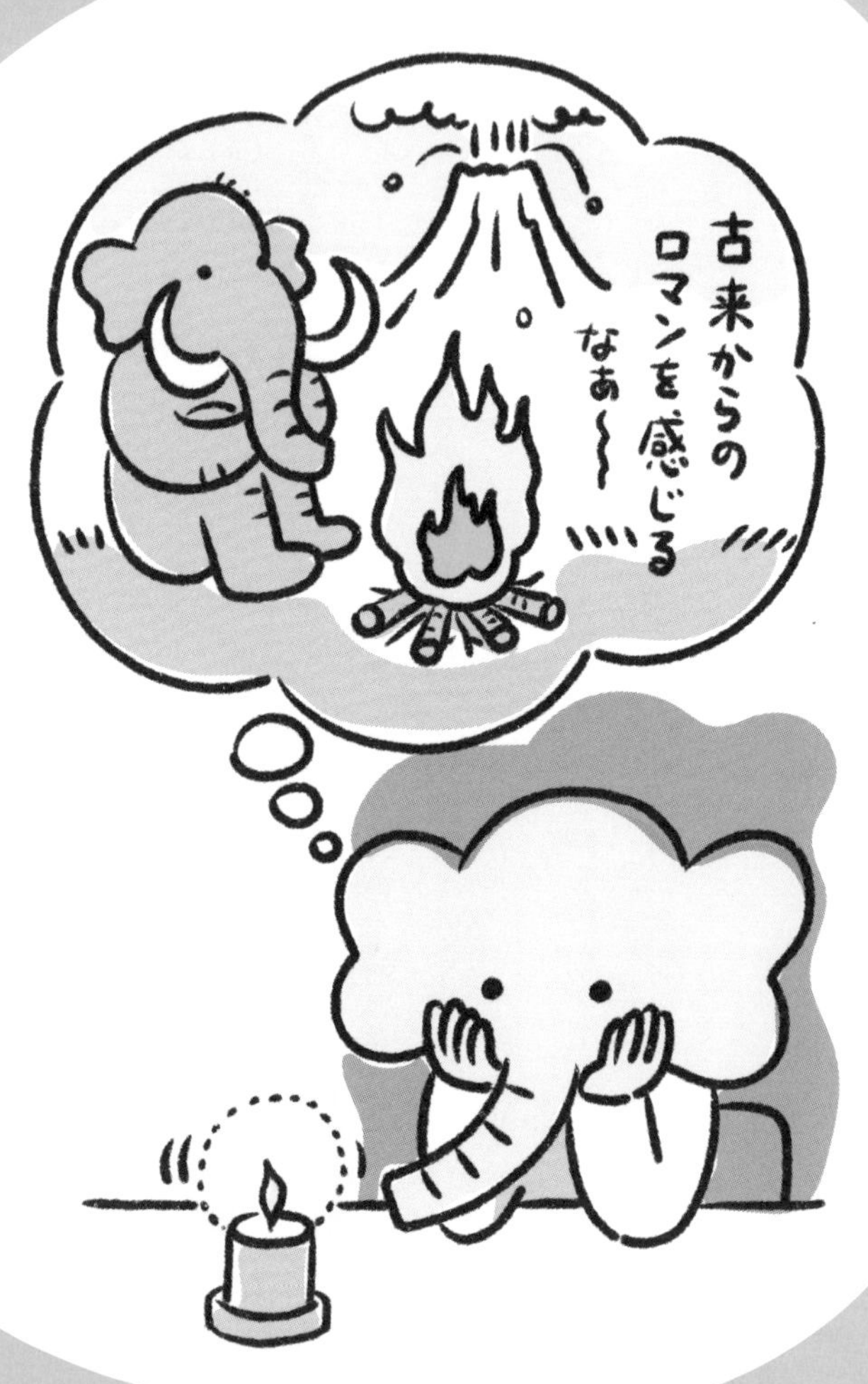

休日を１日充実させて過ごした後は、寝るまでの間に心を落ち着かせることで、良い睡眠に入るための準備体制につなげることができます。例えば、音楽を聴いたり、ゆっくりとお風呂に浸かったりしてみることもよいかもしれません。

ですが、せっかくの休日ですから、なかなか普段は忙しくてできないような方法で、気持ちを落ち着かせてみることもよいのではないでしょうか。

日中のうちに家のことや明日の準備は全て終わらせてしまいましょう。そして、夕食後は思い切って、ＴＶやＰＣの光、部屋の電気も消してみましょう。その上で、キャンドルの炎の揺らぎをゆっくりと眺めてみるといった過ごし方はいかがでしょうか。

ここでは、炎がもたらす効果について説明したいと思います。

例えば、キャンプファイヤーで焚き火を見ている時や花火をした時に、気持ちがほっとしたと感じたことはないでしょうか。炎には心をリラックスさせる効果があります。

例えば、焚き火の灯りには自然風景と同様の癒しの効果があるとされています。また、人々の想像力を掻き立てる効能もあると考えられています。そもそも炎は、古来より暖をとったり明るさを与えてくれたりする、衣食住の中心にあった存在であり、文化的な背景からも人の本能的にも、安心感が醸成される要素を持っていても不思議ではありません。

科学的な観点からも、炎の揺らぎにストレス軽減効果があると言われています。**炎の揺らぎは1／f揺らぎと呼ばれる特殊な揺らぎ**です。1／f揺らぎの定義は、パワー(スペクトル密度)が周波数に反比例する揺らぎと言われます。ただし、少々難しい説明ですので、ここでは、自然界に存在する心地良い、かつ予測不能で不規則な揺らぎと理解してください。

1／f揺らぎは副交感神経を優位に働かせて心をリラックスさせるだけでなく、アルファ波と呼ばれるリラックス時に脳内に生じる脳波を生じさせます。アルファ波自体にストレスを鎮める効果があり、また、脳内にベータエンドルフィンと言われるストレス解消効果をもたらすホルモン分泌を促進すると言われています。

1／f揺らぎは炎の揺らぎ以外にも、自然界のいろんなところに存在します。例えば心臓の心拍や、小川のせせらぎ、波の打ち寄せ、電車の揺れなどがあたります。もし炎を眺めることに抵抗感がある方は、例えば海や川でぼーっと過ごしてみることもよいかもしれません。また、ゆっくり鈍行列車で小旅行してみることでも、1／f揺らぎの効果が得られます。

キャンドルに火を灯す効果はそれだけではありません。**キャンドルに火を灯すことで微量な水分が発生し、それに伴ってマイナスイオンも発生します。**このマイナスイオンの量は森林浴などよりも多いとされていますので、**自宅にいながらにして森林浴と同等以上の効果が期待できる**のです。

もしかすると火事の心配がある方もいるかもしれません。そういった方には疑似的な電子式キャンドルもありますので安心してください。炎の揺らぎが再現されているようなものも販売されていますので、そちらを代用してみてもよいかもしれません。

HINT 45

それでも休みに何も手につかない時には、今日は何もしないときっぱり宣言する

休日はきっぱり何もしないことも大事だよ
ナマケモノ先輩は何もしない天才だからな…

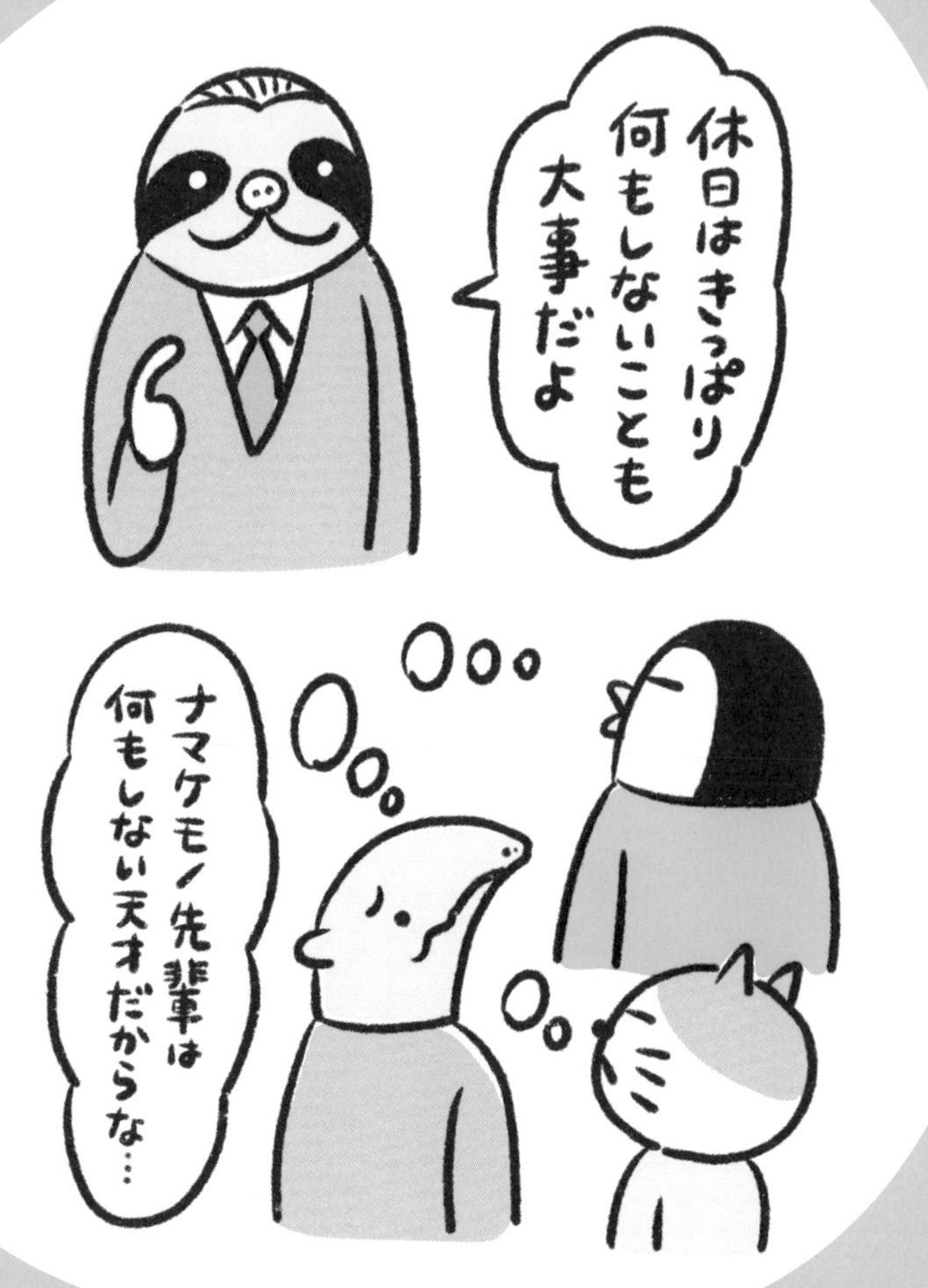

ここまで休日の過ごし方について説明してきました。もしかすると、休むことにもいろいろと考えるべきことがあると知って、驚かれた方もいるかもしれません。人によっては、せっかくの休みなのに考えなければならないことばかりで、少し嫌気がさしてしまった方もいるでしょうか。

もちろんここまで説明したことは、充実した休日を過ごすために役立つものばかりです。ですが、前日に疲れ切って帰宅と同時にベッドに飛び込み、そのまま休日の朝を迎える日もあるかもしれません。そんな日の朝はせっかく目覚めても、特に何も思いつかず、今日1日何をしようかと迷ってしまうこともあるでしょう。

もし、どうしても休みに何をしたらよいか思いつかない時は、無理に悩まずに、何もしなくても構いません。ただし、その際にはあえて「何もしない」ことを自分の中でしっかりと決断し、ダラダラと過ごすことだけを「決めて」1日過ごしてみましょう。

何もしなくてもいいですよと言われて、ほっとした人はいませんか? 普段から忙しくしている人にとって、何もしないということは相当に難しいと感じる可能性があることをまず伝えておきます。

例えば、あなたは公園でただぼーっと座って1時間過ごすことができそうでしょうか？そう言われると返答に詰まってしまう人もいるのではないでしょうか。まずは1分単位でも10分単位でも構いません。はじめは短時間から、徹底的に何もしない状態を作れるようになりましょう。次の話を聞けば、何もしない時間の重要性を理解できるはずです。

世界の幸福度ランキング上位国の1つであるオランダでは、「予定や義務感から全てを解放して、あえて何もしないこと」という意味である「ニクセン（Niksen）」という言葉が存在します。ニクセンを具体的な行動で例示すると、公園で寝そべること、ベンチで座ること、家の中で椅子に座ってのんびりとした時間を過ごすことなどが挙げられます。ニクセンを実行する大事なポイントはやはり「徹底的に」何もしないことです。初めは難しく感じるため、短時間から徐々に何もしない時間を増やしていくことが現実的です。

徹底的に何もしないことにはもちろん効果があります。何もせずにぼんやりしている時、脳内は休んでいるわけではありません。脳内では、デフォルトモードネットワークと言われる神経回路が活発化しているのです。このデフォルトモードネットワークは、普段何か考え事をしている時には、活動は抑制されています。

では、この特殊な回路が脳内でどのような働きをしているかというと、情報の整理や自分自身の振り返りをしています。そのため、この状態から新たなアイデアやひらめきが生まれると言われています。徹底的に何もしないことで、脳内をデフォルトモードネットワークに切り替え、頭の中の大量の情報を整理整頓することができるのです。

現代社会は情報量が多いと言われますが、情報は自分の中に取り込めなければ全く意味がありません。そういった意味では、この「徹底的に何もしない時間」を過ごせるようになることは、現代社会を生き抜くための必要スキルなのかもしれません。

おわりに

本書を最後までお読みいただき、本当にありがとうございました。

本書には、明日から何もかもが劇的に変わるような、特別な方法が書かれているわけではありません。どちらかと言えば、1つ1つはむしろ当たり前の、取り組んでも最初は小さな変化しか得られないものが大半かもしれません。ですが、取り組む意思さえあれば、誰でも取り組むことができ、効果をもたらすものばかりです。

もちろん、1つ1つはすごく難しいものではありませんので、全てを試してみようと思っていただいた方もいるかもしれません。著者の私としては大変ありがたい話ではあるのですが、張り切りすぎることは過度な負担になってしまいますので、無理のない範囲で取り組むことをおすすめします。

もし、あなたの中で、興味を持って読み進めることができたこと、もしくは、この程度なら全く負担なく取り組めるというテーマがあれば、1つからで構いません。今日から取り組んでいただけると幸いです。

代わりに、数日であきらめるのではなく、1ヶ月間はその取り組みを続けてください。そして、1ヶ月前の自分と今の自分を比べてください。その時に、その小さな変化の効果を実感していただけると思います。小さな変化は、時間を味方につけることで、大きな変化につなげることができます。

少し私の話をさせてください。2023年の冬は、診療や企業への訪問の合間をぬって、ひたすら本書の執筆を行っていました。ある日の夜中の喫茶店で執筆をしていた時に、ふと、「そもそも自分はいつから本を書くことを考えるようになったのだろう」と頭の中をよぎりました。早速昔の日記や、スケジュール帳をその場で遡ってみました。今からちょうど2年前の2022年2月でした。

あっという間に2年が経っていたことに驚きつつ、その時の自分は何をしていただろうかと思いを馳せた時に、私はさらに驚きました。2年前の自分が何をしていたか、当時どのような考え方をしていたか、今まで一度もじっくりと考えたことがなかったのです。

驚きつつも、2年前の自分を振り返ってみると、仕事で大きなミスをしたことや、プライベートの人間関係で大切な人と疎遠になったことなど、苦い思い出がまず思い出されました。ですが一方で、それ以上に新しい出会いや、新しい仕事へのチャレンジなど、想像以上にたくさんのことに取り組み、良い方向への変化・成長ができていたことにも改めて気づくことができました。恥ずかしい話ですが、日々の忙しさにかまけて、私自身が小さな取り組みの積み重ねの効果に気づけていなかったことを実感しました。

日々の変化は非常に小さいものです。ですから、たとえば今日と明日を比較しても、何も変わっていないように感じるかもしれません。

また、人はどうしてもよくない出来事に意識が向きがちになります。意識して遠い昔のことを丁寧に振り返らなければ、直近のネガティブなことばかりがどうしても先に思い出されてしまうものです。少し遠い過去に思いを馳せ、丁寧に振り返れば、記憶の中に埋もれてしまっていた良い変化や成長体験が、あなたにもたくさんあるはずなのです。

この本の中に書かれている小さな取り組みを、1つだけでも構いませんので試してみてください。そして、今日より明日はほんの少しだけより良い日が過ごせるはずと、イメージしながら過ごしてみてください。

1ヶ月後、1年後、2年後にこの今時点のあなた自身を振り返ってみましょう。あなたが本書を手にしたことによる小さな変化がきっかけとなり、いつか大きな変化・成長という果実を得て、驚きと喜びを実感できる日が訪れることを期待しています。

西上貴志

西上貴志（にしうえ・たかし）

精神科専門医・産業医／医療法人社団 山桜会 理事長／あすか産業医事務所 代表

東京大学工学部卒。同大学院工学系研究科在籍中に医師を志し、北海道大学医学部医学科に入学。卒業後は精神科救急医療に従事し、外来診療だけでなく入院治療まで幅広く経験。延べ20,000人以上の診療経験を持つ。その中で早期介入・予防が患者・家族にとって最も負担軽減になるとの考えから、産業医活動にも幅を広げる。現在、大手コンサルティングファーム、電機メーカー、製造業など約20社を担当する。並行して「あすかメンタルクリニック町田」「あすかメンタルクリニック大宮駅前」を開設。

心がほぐれる1分習慣　会社に行くのがツラいときの45のヒント集

2024年6月5日　初版発行
2024年7月8日　2刷発行

著者　西上貴志
発行者　和田智明
発行所　株式会社 ぱる出版

〒160-0011　東京都新宿区若葉1-9-16
03(3353)2835－代表　03(3353)2826－FAX
本書籍に関するお問い合わせ、ご連絡は下記にて承ります。
https://www.pal-pub.jp/contact
印刷・製本　中央精版印刷(株)

ISBN978-4-8272-1440-6　C0030